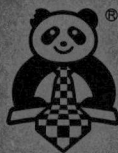

中医诊疗
家庭常备

很老很老的老偏方

小病不用慌

见效又省钱

主任医师　马小丽
（中华人民共和国医师编号：1411*******1326）
主任医师　周学林
主治中医师　邓兰英
著

海南出版社
·海口·

图书在版编目（ＣＩＰ）数据

很老很老的老偏方，小病不用慌／马小丽，周学林，
邓兰英著. — 海口：海南出版社，2025. 2. — ISBN
978-7-5730-2258-5

Ⅰ．R289.2

中国国家版本馆CIP数据核字第202591LT49号

很老很老的老偏方，小病不用慌

HEN LAO HEN LAO DE LAOPIANFANG, XIAOBING BU YONG HUANG

作　　者	马小丽　　周学林　　邓兰英
责任编辑	徐雁晖　　刘兴华
执行编辑	戴慧汝
特约编辑	李　宣　　乔佳晨
封面设计	温海英
内文设计	温海英
印刷装订	三河市中晟雅豪印务有限公司
策　　划	读客文化
版　　权	读客文化
出版发行	海南出版社
地　　址	海口市金盘开发区建设三横路 2 号
邮　　编	570216
编辑电话	0898-66822026
网　　址	http://www.hncbs.cn
开　　本	710 毫米 ×1000 毫米 1/16
印　　张	14
字　　数	190 千
版　　次	2025 年 2 月第 1 版
印　　次	2025 年 2 月第 1 次印刷
书　　号	ISBN 978-7-5730-2258-5
定　　价	59.90 元

如有印刷、装订质量问题，请致电 010-87681002（免费更换，邮寄到付）

出版说明

　　本书所集的偏方来自传统经典医药典籍和作者多年医疗实践总结，都是经过患者亲身验证，确实行之有效的药方。编撰的原则是：**既见效又安全，既管用又省钱**。书中所选病例基本上是常见病或者慢性病，与现代人的生活息息相关。每个病例和应用偏方均有详细的说明，读者可与自身情况相对照。

　　本书适合部分初发病、慢性病及疑难杂症的患者，偏方中绝大部分是常见食材或常用药，容易购买或获取，制作方法也简便易行，既实用又经济，非常适合**家庭日常保健**的需要，可以作为家庭诊疗的常备手册。

【重要说明】

　　1. 本书不能代替专业诊疗，只推荐给部分初发病、慢性病及疑难杂症患者。重大疾病患者应及时接受专业医师的诊治，以免延误病情。

　　2. 患者如正在使用其他药品，应用偏方前请咨询医师或药师。

　　3. 过敏体质者需在咨询医师的情况下谨慎使用。如出现不良反应，应立即停药，及时就医。

目　录

第三章　内科老偏方，小病一扫光

第一章

皮肤科老偏方，
解决皮肤的烦心事

皮肤是人体对抗疾病的第一道防线，一定要严防死守。

在广义上，皮肤科包含对头发、指（趾）甲疾病的治疗。本章所列举的都是日常生活中最常见的皮肤病，用小偏方治疗，既轻松又有效。

7

劝君放弃洗发液，用洋葱、生姜治头皮屑

> **症状：**头皮屑。
>
> **偏方：**①将一个捣烂的洋葱头用纱布包好，用它揉擦头皮，24小时后用温水洗头，即可止头痒，去除头皮屑。
>
> ②将生姜切片，放入锅里煮沸，待水温不烫的时候倒上适量醋，再用来洗头发。

　　头皮屑谁都不会陌生。有些头皮屑比较多的人，即使头皮痒得受不了，也不敢随手去抓。前不久，有一位吴女士来看病，顺便问我如何对付头皮屑。她刚交了一个男朋友，他对她的头皮屑颇有微词。市面上虽然有去头屑的洗发水，但含有很多化学成分，用久了就会头发干枯、头皮干燥，她希望找个天然的去屑法。

　　听吴女士说完她的情况，我便给她推荐了两个偏方，让她试用一下。

　　第一个偏方：将一个捣烂的洋葱头用消过毒的干净纱布包好，然后轻轻反复揉擦头皮，让洋葱汁充分渗入其间，24小时后再用温水洗头，便可止头痒去

头屑。使用洋葱擦头皮时可能会有些刺激感。如果感到不适，可以将洋葱汁适量稀释后再涂抹于头皮，或者减少涂抹时间，避免过度刺激头皮。此外，使用洋葱擦头皮的过程中，要注意避免洋葱汁进入眼睛，以免引起不适。一般使用一次，可以维持一周左右的疗效。

头皮上的细胞每日都在进行着新陈代谢，死亡的细胞就会变成细小的头屑，人要想完全没有头皮屑是不可能的。头皮屑过多，主要是由马拉色菌引起的。这种菌属于真菌的范畴，它以头皮上的油脂为食，刺激皮肤，造成成片的细胞像雪花状脱落。现代研究发现，洋葱不仅含有硫化物、黄酮等成分，有显著的杀菌效果，而且还含胡萝卜素、维生素B_1、维生素B_2、维生素C、维生素E等营养成分，对头皮细胞有滋养作用。

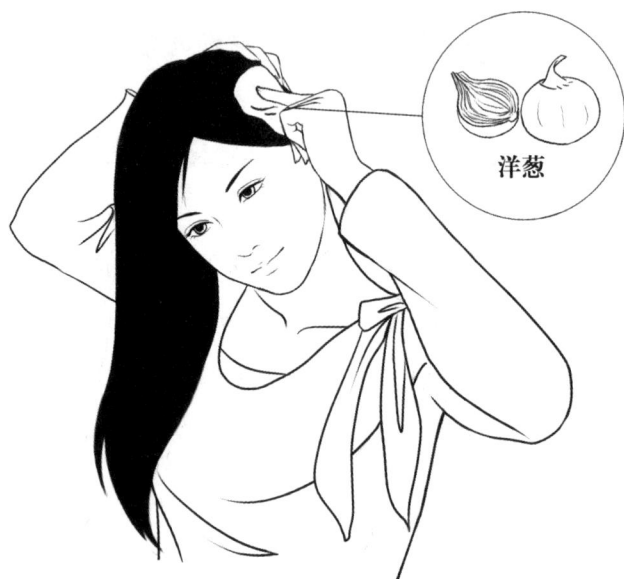

用纱布包好捣烂的洋葱擦头皮，可止头痒，去头屑

另一个偏方：将生姜切片，放入锅里煮沸，待水温不烫的时候倒上适量的醋，再用来洗头发。

生姜煮水加醋能治头皮屑，主要原因是醋有杀菌消毒的作用，而姜对马拉色菌有较强的杀灭功效，还能扩张头皮下的血管，增加发根毛囊的血流供应。这个偏方可以说是既护发又养发。

吴女士后来跟我反映，两个偏方效果都挺理想。于是她轮换着使用，两三天洗一次头，不再头皮痒，头屑也少了很多，而且也没有了头发干枯的情况。

说到头发干枯，也有一个不错的治疗偏方，即用淘米水洗头发，对改善发质干枯、毛糙、分叉、暗淡无光均有良好的效果。原理其实很简单，淘米水中含有多种水溶性维生素，所以用淘米水洗头发，等于是给头发补充维生素，长期使用，头发会变得又黑又亮。这个偏方是我祖母传给我的，祖母一生最骄傲的就是直到60多岁，头发依然又黑又顺又密，让很多人羡慕。不过，现在市面上卖的米都是精加工过的，丢失了许多维生素成分，所以我建议尽量使用粗米淘洗过的水，这样才能更好地达到护发养发的效果。

2

小白果赶走青春痘，让你倍儿有面子

症状：痤疮红肿、发炎、脓疮。

偏方：①准备1～2颗白果，去壳切开，晚上睡前用切面频搓温水清洗过的患部，一边搓一边削去用过的部分，换新鲜的切面继续搓。

②将白果压碎，在70%的酒精里浸泡一周，然后过滤取其药液擦患部，每日2～3次。

青春期的男孩女孩们脸上总是免不了青春的标志：痤疮。痤疮又称青春痘，多发于脸部、前胸、后背等皮脂腺丰富、出油比较多的地方，表现为黑头、丘疹、脓疮、结节、囊肿等症状。中医认为，痤疮是因青春之体，血气方刚，阳热上升，与风邪相搏，瘀阻于肌肤而致；西医则认为，油脂分泌旺盛，毛囊及皮脂腺阻塞，细菌感染发炎是痤疮产生的原因。

年轻的李女士脸颊上长了一些痤疮，有的还流脓了。由于工作需要，每日要接待很多顾客，脸上的痤疮让她快没自信了。

她在一家连锁粥店上班，我开玩笑说她是捧着金饭碗乞讨，她身边就有治痤疮的良药呢！那良药就是粥店里的白果猪肚粥。我告诉她只需去厨房里找些生白果，就能治她的痤疮了。用白果治痤疮，方法有两种。

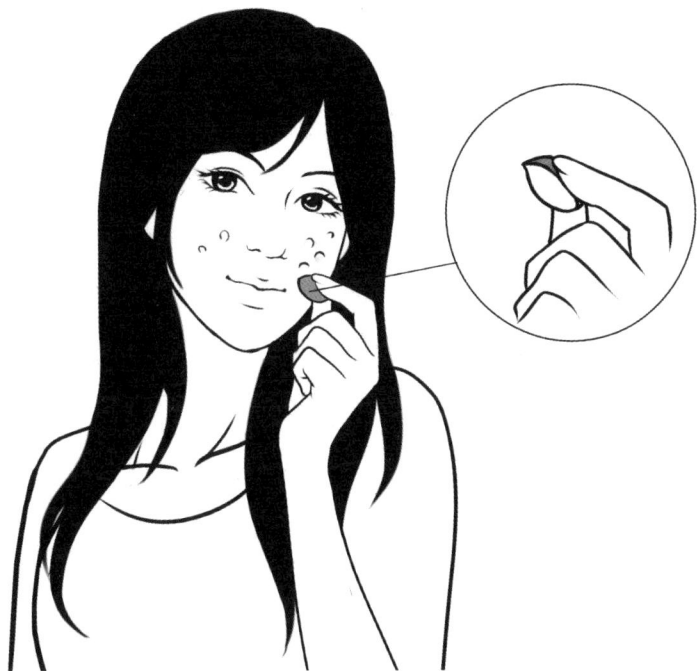

脸上长了小痘痘不用愁，小白果帮你治

　　第一种：准备1～2颗白果，去壳切开，晚上睡前用切面频搓温水清洗过的患部，一边搓一边削去用过的部分，换新鲜的切面继续搓。次日早上洗脸后，可涂擦保湿滋润的护肤品。一般使用1～2周痤疮便可消失。

　　第二种：将白果压碎，在70%的酒精里浸泡一周，然后过滤取其药液擦患部，每日2～3次。

白果树就是银杏树，被称为"植物中的活化石"。白果是人们喜爱的一种滋补保健品，在平喘、化痰、止咳等方面的疗效，很多人都不陌生，广东人煲汤也经常用到白果。不过，白果有治疗痤疮的功用，知道的人却不多。

李女士依照我推荐的第一种方法去做，一周后脸上的痤疮就有明显好转，肉眼已经看不出来了，继续使用一周后，痤疮就完全消失了。

其实，古人早就发现了白果外用具有杀菌消毒的功效。据《本草纲目》记载："头面癣疮，用生白果仁切断，频频搽患部，直至病愈。"白果酸是白果所含的一种重要成分，对于引起痤疮的痤疮丙酸杆菌和表皮葡萄球菌均有较强的抑制和杀灭作用。白果的另一成分白果内酯，则有抑制炎症反应的作用。因此，对于因细菌感染发炎而导致的痤疮，白果可以对症下药。

但是白果有微毒，对皮肤黏膜可能有刺激作用，所以使用前最好先在耳朵后面的皮肤上试用，若无异常，再用于脸部和其他痤疮患部。同时，可以配合白果薏苡仁粥服用，薏苡仁具有利水渗湿、清热排脓等功效，所含的薏苡仁素具有明显的消炎止痛作用，正适用于发炎红肿的痤疮。

对痤疮患者来说，可以经常服用白果薏苡仁粥作为食疗，但白果毕竟有微毒，即便煮粥吃，每日食用最好也不要超过10颗，否则就容易中毒。

3

治好脚气，走路就是神气！

症状：足部糜烂、脱屑、瘙痒等。

偏方：生姜2两，食盐1两，加水煮沸，倒入盆里后加陈醋2两，然后泡
　　　脚30分钟，每日一次。泡脚水温度控制在38℃～42℃为宜。

　　脚气又名脚癣，一般来说，是由于脚部不能保持干燥，被真菌感染引起的症状。发病时痛痒交加，甚至会溃烂，影响行走和工作。脚癣有较强的传染性，会给身边的人带来隐患。

　　我舅父患有脚气好几年了。舅父从小就生活在乡下，他的脚长年累月泡在田里，两个脚板的角质层特别厚，用热水泡过后可以刮下一层粗皮来。家里的农活基本上都压在舅父一个人身上，他很少休息，总是起早贪黑地干活。后来，不仅脚板的皮肤又厚又粗糙，连脚趾也这样了。夏天时，脚趾间还会长出米粒大小的水疱，磨破之后就烂了，又痒又痛。冬天则因为干燥得厉害，鳞屑片就反复脱落，瘙痒剧烈。

　　脚气产生的原因现在已经研究得很清楚了，是真菌引起的，一般来说，

如果上医院，医生大多数是开西药达克宁给患者。达克宁对付脚气真菌效果良好，一擦就好，但停一个星期又会复发，特别是像我舅父这样的患者。舅父被达克宁弄烦了，同时也觉得脚气不算什么大事，一直拖着。直到我介绍了一个偏方给他，他的脚气病才算是真正地销声匿迹了。

这个偏方用的都是普通的材料，具体做法是：生姜2两，食盐1两，放入锅中，加入清水约两大碗，煮沸10分钟，倒入洗脚盆，待其自然冷却至脚能接受的温度，加入陈醋2两，浸泡患脚30分钟。一般3～7次可见好转，但要让脚部皮肤恢复正常，就需1～2周。为了保证根除，最好坚持至4周。于是，舅父每日都会煮上一锅生姜水，在睡前泡上一阵，泡完后用刀子刮掉脚上变软的脚皮。没过多久，舅父的双脚就不再瘙痒、溃烂渗黄水，渐渐恢复了正常。我还嘱咐他，治好之后，每次下田干活都应该穿上雨靴，保护好双脚，避免复发。

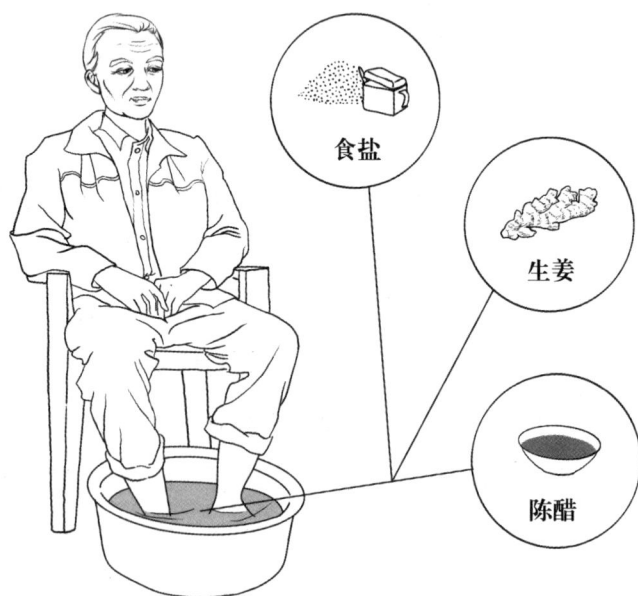

每天泡脚，跟脚气说拜拜

这些年来，我将这个偏方介绍给不少脚癣患者，一般泡上十天半月即可治好。偏方里的三种材料均有杀菌作用，这三种材料单独使用杀菌效果并不强，联合起来却可以起到良好的杀菌效果。最好连泡一个月以上，因为短时间内无法完全清除脚上的真菌，有些甚至是藏在脚趾缝里，这也就是脚气容易反复发作的原因之一。所以治脚气要有耐心，就算脚气看上去似乎治好了，也应该继续使用一个月，这样才能保证斩草除根，不留后患。

另外，如果没有脚癣，仅仅是脚臭，这个偏方也适用。产生脚臭的原因主要也是脚上有细菌，再加上出汗多，细菌分解汗液后产生的分解物产生了臭味。

俗话说："罗马不是一日建成的。"脚气也不是一日可清除的，如果您不幸患有脚气，那就试试这个偏方吧。

4

扁平疣（yóu）招人烦，有了蒜瓣不为难

症状：扁平丘疹。

偏方：①将蒜瓣切成与疣的大小相同的薄片，用胶布将蒜片固定在疣上。每日早晚各更换1次，两周左右见效。

②新鲜蒲公英适量，洗净后在疣上反复擦拭。每次5分钟左右，每日3次，一周为一个疗程。

③适量的薏苡仁研末，用温开水调好后敷在患部，用胶布固定，每日使用1~2次，一般10~20天可愈。

如果扁平疣长在手背或手臂上，往往不容易引起患者重视，但是长在脸上的话，患者肯定就会紧张了。一天晚上，我在病房里值班，一位老同学带了他的女朋友来看病。刚见他女朋友的时候，我吓了一跳，只见她用头发把半边脸都遮住了。原来在两周前，她脸上突然冒出不少斑点，她以为是暗疮发作，连忙买了暗疮药内服外用，却完全不见效，只好来就诊了。

我仔细看了她脸上的斑点，告诉她这根本就不是暗疮，是扁平疣。扁平疣

是一种叫作人类乳头瘤的病毒感染引起的皮肤赘生物，好发于青少年，所以又被称为青少年扁平疣。它主要出现在面部、手背以及手臂上，一般是黄豆或米粒大小，呈圆形或椭圆形隆起，颜色要么是跟正常的肤色一致，要么就是淡褐色、灰黄色。

听我这样一说，她紧张起来了，连忙问我该如何治疗，我告诉她不必担心，这不是什么大病。扁平疣不痛也不痒，不会导致什么严重的后果。治疗扁平疣的话也容易，用蒜瓣就行。具体方法是：将蒜瓣切成与疣的大小相同的薄片，用胶布将蒜片固定在疣上。每日早晚各更换1次，一般两周左右见效，如果患者体质好的话，四五天就能治好。

她听了我的话，回去就弄了大蒜来外贴。十天过后，同学打电话过来说，他女朋友脸上的斑点已经完全没有了，他好奇地问我大蒜为何有如此神奇的功效。

原理很简单。大蒜里含有大蒜油、大蒜素等成分，具有较强的杀灭细菌作用，也有一定的杀病毒能力。此外，大蒜还具有激活免疫细胞的功效，能增强人体的正气，促进免疫细胞加快杀灭引起扁平疣的病毒。

不过，大蒜本身有刺激性，用在皮肤上，一些人可能会出现过敏现象。大蒜用不了，不怕！还有其他招数可以替换：用蒲公英治。采摘适量的新鲜蒲公英，洗净后在疣体上反复擦拭。每次5分钟左右，每日3次，一周为一个疗程。蒲公英有一定的抗病毒能力，但要注意，擦拭后尽量不要急着用水清洗，要让蒲公英的药液在疣上多停留一段时间才最佳。

还有一个偏方也可以治疗扁平疣：将适量的薏苡仁研细末，取少量用温水调好后敷在患部，用胶布固定即可。每日使用1～2次，一般10～20天就能治好了。

治扁平疣有挺多简便易行的办法，只要发挥我们的智慧，这种小病就能轻松一扫光了。

5

艾叶菊花浴，防治汗斑不一般

> **症状：** 汗斑（花斑癣），常有皮肤瘙痒、肤色异常、鳞屑等症状。
>
> **偏方：** ①取艾叶、菊花各1两，在热水澡盆里泡5分钟左右，然后捞出用水洗浴即可。
>
> ②新鲜黄瓜约200克，硼砂100克。黄瓜切片加入硼砂并置于容器中，搅拌均匀，放置3～4小时，滤出汁液，放到冰箱或阴凉处备用，清洗皮肤后，用消毒纱布蘸黄瓜汁涂擦汗斑。

最初，朋友小吴脖子和前胸的皮肤上只有一些细小的斑点，不疼不痒，他并没察觉。后来都已经一大片了，他才买了支皮炎平软膏涂上去，结果涂了药后却扩大成斑疹了，还越来越痒。这时候小吴终于不敢再自己瞎折腾了，连忙来医院找我就诊。

我查看了一下，告诉他这是汗斑。小吴是跑业务的，经常汗流浃背，他问我生汗斑是不是因为出汗多。其实，汗斑并不是这种意思，这个病叫作花斑癣，产生原因是汗多使得皮肤经常处于温暖和潮湿的环境，一种叫作马拉色菌的真菌就容易在皮肤上繁殖生长。

这个病好发于夏天，开始只是长些斑，患者自己往往也不怎么留意。一般到秋冬季节，由于出汗较少，这个病也会自己痊愈。小吴对付这病症，错就错在用了皮炎平软膏，这个药里面含有激素成分，会抑制皮肤的免疫能力，所以真菌也就长得更欢、更快了。不过治疗这个病其实很简单，用杀真菌的达克宁涂在患部，过几天就能好了。

小吴因为工作性质避免不了出汗，这个病保不准哪天又会犯，所以对他而言，关键是如何预防。这需要另想办法，我推荐给小吴的偏方是用艾叶和菊花泡水来洗澡。方法很简单，每晚洗澡时，取艾叶、菊花各1两，在热水澡盆里先浸5分钟左右，然后捞出艾叶和菊花，正常洗浴即可。

艾叶和菊花都有抗细菌、抗真菌的效果，对于常见的金黄色葡萄球菌、大肠杆菌、肺炎双球菌、表皮葡萄球菌、白色念珠菌等均有明确的抑杀作用，甚至对一些病毒、螺旋体也有抑制作用。每日洗澡时用艾叶和菊花来清洁皮肤，真菌就没有落脚的地方了。

小吴听了很感兴趣，回去后一连几天一边洗澡，一边用毛巾蘸水擦洗重点患部。汗斑消失后，他又坚持每一两天就洗一次艾叶菊花澡，夏天还没过完，他这个病就已经好全了。

除了艾叶、菊花这个偏方外，我还收集到另一个偏方，效果也不错，不过制作起来麻烦一些，附录如下，供读者参考。

取新鲜黄瓜一根，约200克，硼砂100克。将黄瓜洗净切片放在一个容器中，加入硼砂，搅拌均匀，放置3～4小时，滤出汁液装入瓶内，冷藏。待皮肤患部清洗后，用消毒纱布蘸黄瓜汁涂擦汗斑。每日3～4次，连续涂擦7天即可。

6

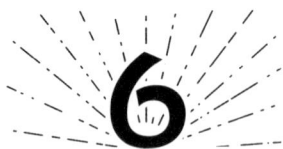

蛋清治疮疖（jiē），一治一个准

症状：疮疖。

偏方：先在长疮疖的地方铺上一层脱脂棉，略大于炎症范围。将带壳的鲜鸡蛋洗干净后，用筷子在鸡蛋两端各打一个小孔，让蛋清流在脱脂棉上，等脱脂棉均匀吸饱蛋清后，再用胶布固定。

有一次，我去偏远山区游玩，住的是个家庭旅馆。房东大叔是村里的乡村医生，话语相投，就和他聊了起来，这时进来一个村民找他看病。看病的村民说，他的身上和头上都长了疮疖，一碰就生疼，特别是长在背上的疮疖，使尽浑身解数也挠不到，痛苦不堪。

疖其实就是细菌侵入毛囊引起的急性化脓性疾病，主要是由金黄色葡萄球菌感染引起，只要买支百多邦抗生素软膏涂上就行了。不过这是在偏远山区，连个像样的诊所都没有，药品就更缺乏了。房东大叔会怎么治呢？我对他的医术产生了兴趣。

房东大叔检查了村民的身体，然后径直去鸡圈里拿了几个新鲜鸡蛋，用水洗干净后，放在一只倒了白酒的碗里浸泡，15分钟后取出来。房东大叔让村民把上衣脱掉，我发现那位村民背上长了两个很大的疮疖。房东大叔找来脱脂棉，在疮疖上铺一层，脱脂棉的范围略大于疮疖的范围；然后，他把鸡蛋的两端各打破一个小孔，摇了摇鸡蛋，蛋清很快流了出来，滴在脱脂棉上，不一会儿脱脂棉就吸饱了蛋清，他就用胶布把脱脂棉固定好。至于村民头上的疖子，房东大叔则是先剪去疖子周围的头发，露出头皮，再用以上步骤处理。他告诉我，在这山区里，他通常是用这个方法治疗皮肤疮疖，效果很好。

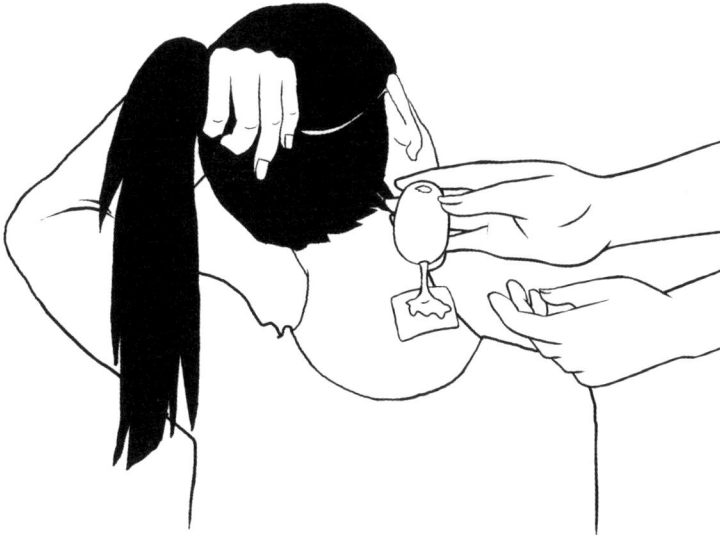

鸡蛋治疖子，是土方也是妙方

这个方法让我非常惊奇。对我来说，不论是在学校，还是从事临床工作后，都闻所未闻。我向房东大叔请教，但他也说不出个所以然来，只知道是上一代村医传下来的招数。那位已去世的老前辈当时是这样跟他说的：鸡蛋可以放上很多天都不坏，里面肯定有些抗菌的东西，拿鸡蛋治疖子自然有效。至于先把鸡蛋泡在白酒里15分钟，是为了杀灭蛋壳上的细菌，避免在打破蛋壳倒蛋清的时候细菌混入蛋清里。

我对这个偏方始终半信半疑。第二天晚上那位村民又来房东大叔家里换药，揭开疖子上的棉片，我看到昨晚又红又肿的疖子果然缩小了很多，房东大叔给他换了药，说再过一天疮疖就会好。第三天下午我正要离开村子时，路上碰到那位村民，特意拦住他，要求查看他的疖子，正如房东大叔所说，疖子痊愈了。

回到城里，我专门查了一下资料，终于明白为什么蛋清有治疖子的效果。原因是新鲜蛋清中含有溶菌酶，它能溶解、破坏细菌的细胞壁，从而杀死细菌。怪不得外敷上去，能很快地治好疖子，而且效果不比百多邦软膏差！

这个故事也让我明白，对于民间偏方我们要善于发现，善于总结前人的经验与智慧，这才是我们医学界所要追求的精神。

7

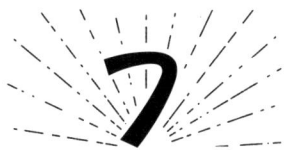

少白头，少白头，有了这招不用愁

症状： 青少年头发过早变白。

偏方： 首乌10克、熟地10克、甘草5克，用开水浸泡当茶饮（1次药可连用2天），连服约半年，头发全部转黑。（首乌一般是指制首乌）

邻居老徐发现孙子健健长了不少白头发，并且成天懒洋洋的，情绪比较低落。他很着急，来问我有什么解决方法。

少白头的病因现在还不是很明确，研究发现，30%～70%的少白头是因为有家庭病史，与遗传有关。老徐家以前没人有过少白头，所以遗传的可能性不太大。另外，铜、铁等微量元素以及维生素B_6、B_{12}的缺乏也可能导致此病，但他们家生活还算富裕，日常饮食中也有足够的营养摄入，所以，他的少白头应该也不是微量元素缺乏引起的。那么，最大的可能还是与孩子学业压力过大、长期精神紧张有关。

现在的孩子学习负担太重，承受的压力一点也不比成年人小。心理压力过大和长期精神紧张，会导致头皮下供应给头发营养的血管痉挛收缩，从而使头发的黑色素形成减少，这样就容易产生白发了。

明确了病因之后，我开出了一个药方：用首乌、熟地、甘草冲泡当茶饮，每日督促孩子多喝，再用一把柔软的梳子每日给孩子梳三次头，刺激他的头发和发根。同时，我建议老徐与孩子的父母沟通，不要给孩子太大的压力，多带孩子参加户外活动，多交朋友，放松心情。老徐深以为然，当天就决定带孩子报个旅游团，出去好好玩玩。

按照我给的偏方，老徐每日给孙子泡水、梳头。两个月后，孩子的白头发就少了一些，还有不少白发的根部变黑了。又坚持了半年，孩子的白头发已经完全消失不见了，人也恢复了往日的活泼。

首乌、熟地都是中医的补肾佳品。中医认为"发为血之余""肾主骨，其华在发"。健健因学业繁重导致劳累过度，进而肾气虚弱、精血不足，这使得毛发得不到充分的滋养。因此，选用这两味药来调理，非常对症，效果自然不错。

我国古代的名医李时珍这样评价首乌："此物气温，味苦涩。苦补肾，温补肝，涩能收敛精气。所以能养血益肝，固精益肾，健筋骨，乌髭发，为滋补良药。不寒不燥，功在地黄、天门冬诸药之上。"首乌里含有一种蒽醌衍生物，它对体内的酪氨酸酶活性有显著的促进作用，而这个酶正是黑色素产生的关键所在，这可能就是首乌能防治白发的原因。

首乌还有益脑的作用，因为它含有卵磷脂，能提高记忆力、保护脑细胞，所以用了这个偏方后孩子的大脑灵活了很多，学习功课轻松了，压力自然就减少了。

至于每日梳三次头，目的就是通过刺激头皮，扩张头皮下的血管，增加发根的营养供应。不过要注意的是，这个方法治疗起来千万不要心急，不能为了求快而加大首乌用量，一次用上10克即可。如果大量服用首乌，可能会引起肝功能损害，这也是加入调和药性的甘草的原因，因为甘草可以缓解、中和首乌产生的副作用。何况少白头并不是什么大病，操之过急，只会适得其反。

8

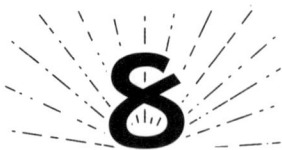

想不显老？老年斑是可以"擦"掉的

> **症状**：老年斑。
>
> **偏方**：①100毫克维生素E每日一粒。不过需要注意的是，维生素E长期过量服用（每日量400~800毫克）会引起恶心、呕吐、眩晕、头痛、视力模糊、口角炎等症状。
>
> ②鲜姜片10克，用200~300毫升开水浸泡5~10分钟，加入10~15克蜂蜜调匀当水喝，每日一次。

很多人一退休，就会有突然衰老的感觉，有人称这种现象为退休综合征。陆太太就是在退休后短短一年内，发觉自己一下子老了。除了心理上的不适应，她还发现脸上、手臂上的斑越长越多，记忆力也开始下降，刚刚说的事转身就忘了。

我先给陆太太把了脉，没发现什么异常，就问了她几个问题：脸上、手臂上的斑是什么时候开始长的？平时是不是有便秘现象？觉察到自己经常忘事大概是什么时候开始的？陆太太说，退休之前就经常便秘，两年前开始长斑，没什么其他症状，记性差是退休以后的事情。

听陆太太讲完，我便指着她手臂上的斑，告诉她记忆力不好和她手臂上的这些斑有关。陆太太不禁有点迷惑，长斑怎么会和记忆力衰退有关系呢？

人到中年以后，体内氧化自由基（化学上也称为"游离基"，是含有一个不成对电子的原子团）的灭活酶会渐渐减少，清除氧化自由基的功能会下降。而自由基有毒性作用，会形成一种叫脂褐素的物质并积累在皮肤下，长成了老年斑。倘若积聚在脑细胞里，必然引起智力下降。

陆太太以为长斑顶多只是影响了外观，没想到问题这么严重，还会导致记忆力衰退。但是，衰老是人生必经的阶段，也不用太担心，只要加强保健就不会有大问题。

我建议陆太太每日吃一粒100毫克维生素E胶囊，这样不仅对她的老年斑有抑制作用，而且还可以改善记忆力。维生素E是一种公认的优秀抗氧化剂，能阻止脂褐素形成。长期服用的话，老年斑中的脂褐素便没有了后续来源，自然新陈代谢之后，斑点就会慢慢变淡，直至消失殆尽。

除了吃维生素E，还可以采用喝生姜蜂蜜水的方法。生姜里含有天然黄酮类物质和酚类物质，蜂蜜里则含酚酸，有明显的抗氧化作用。两者搭配，可谓强强联合。而且蜂蜜能中和姜水的辣味，还能避免服用生姜后出汗过多，导致人体阴液损耗的不良反应，可谓互补互利。此外，蜂蜜有润肠通便之效，对陆太太的便秘正好合适。如此看来，这个偏方既去斑又益脑，还通便，算得上是一举三得了！

生姜蜂蜜水的制作方法也很简单：取10克鲜姜片，用200～300毫升开水浸泡5～10分钟，加入10～15克蜂蜜调匀当水喝。

过去，我曾给很多老年人介绍这个偏方，他们服用一段时间后，脸部和手背等处的老年斑都会有不同程度的消退，而且没有再长出的迹象。

陆太太听说生姜蜂蜜水能一举三得，很自然地选择了这个天然的食疗方法。四个月后，陆太太按照约定回来复诊，这时她脸上的斑已经变浅了许多，记性恢复了不少，而且便秘的问题也解决了。

第 二 章

五官科老偏方，让你笑面人生

五官是人体焦点，每个人都应该善待它。

五官科是医院中主要治疗眼、耳、鼻、舌、口五官疾病的一科。五官科疾病在生活中十分常见，患者自己难受不说，待人接物还有损面子。要是能掌握一些自助的家庭疗法，足不出户就可以解决这些麻烦了。

9

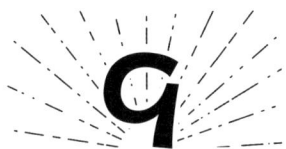

口臭没人缘，试试开水泡黄连

> **症状：** 口臭。
>
> **偏方：** 黄连5克，用约100毫升开水浸泡，加白糖20克，搅匀分两次饮服，早晚各一次。也可配合白萝卜汁饮用，连服两周以上。

有一个很害羞的女孩，在妈妈的陪同下来看病。女孩所在单位有一个男同事正在追求她，她也喜欢对方，可是她有个难言之隐：口臭。她担心口臭会让男同事打退堂鼓，所以迟迟不敢答应对方的追求。女孩希望我能帮她治愈口臭，这样她才能有信心去恋爱。

女孩告诉我，她每日刷两遍牙，牙齿颗颗洁白如新，还经常嚼口香糖，但都无济于事。经过检查我发现她的舌苔很黄腻，她时不时还觉得胃部有热感，加上工作压力大，人经常处于高度紧张状态，饮食没有规律，消化功能也不好。这种情况在中医看来，叫作气滞、胃热。长期精神紧张容易引发肝郁，而肝的功能本来就是保持身体的气机通达，所以肝郁会导致气滞。

另外，肝属木，脾胃属土，木是克土的，所以肝郁后就会侵犯脾胃，导致脾胃不调、脾胃气滞。另外，由于脾胃消化功能不好，腐食就会化火，而且气滞本身也会滞久而化火，胃热就这样形成了。胃热熏蒸胃里的腐食，腐臭之气上犯于口，人自然就会有口臭了。

这个病的治疗原则是理气、降火。我给她开的偏方很简单，就是开水泡黄连，具体方法是：每日取黄连5克，用开水（约100毫升）浸泡，加白糖20克搅匀以抵消黄连的苦味，分两次饮服，早晚各一次。如果不喜欢加糖的话，也可以在每日泡茶时放入黄连5克一同饮用。黄连是中药里清胃火的主力军，清胃热泻胃火之力很强，对治疗胃热性口臭尤为合适。

除开水泡黄连外，我还让她配合着喝白萝卜汁。将新鲜的白萝卜切丝或切片，放入榨汁机榨汁，然后加开水调和后饮用。一般每日喝两次，每次喝100毫升左右。白萝卜汁主要起理气顺气的作用。白萝卜对于促进肠胃蠕动有明显的效果，甚至可以与吗丁啉之类的肠胃动力药相提并论，而且白萝卜药性属凉性，所以治疗胃热十分对症。

很多人的口臭是与胃部有幽门螺杆菌感染有关，这种杆菌会在胃部分解因肠胃功能不好而滞留的大量食物，因而产生大量的氨气。当氨气在胃内聚积到一定浓度时，就会通过食管经口腔呼出，闻起来就是满嘴臭味了。具体到这位害羞的女孩，胃部有热感，精神经常紧张，吃饭没规律，这些都是慢性胃炎的表现，所以可以初步判断她的口臭是由幽门螺杆菌感染引起的。黄连这味中药对这种细菌恰恰有较好的抑制和杀灭作用，每日喝一喝，一般两个星期至一个月就能把幽门螺杆菌杀灭。但黄连苦寒，脾胃虚寒的人不可使用。

除了喝这两种药外，我还嘱咐女孩在刷牙时要注意刷舌头。许多人牙齿健康，却依然有口臭，其实是因为舌头上的舌苔中有很多细菌和食物残渣，细菌分解食物残渣后会产生硫化物，因而产生臭气。这位女孩的舌苔就非常厚腻，口臭亦有可能因此加重。

　　按我教的方法执行了两周左右，女孩的口臭果然消失了。最终，她如愿以偿，大大方方地和追求她的男同事谈起了恋爱。

10

花椒白酒漱口，不再怕牙痛

症状：牙痛。

偏方：10克花椒，开水泡约5分钟，再加入1两白酒，待冷却后含漱。

还要配合合谷穴按压法。

有一句俗话说："牙痛不是病，痛起来真要命。"这句话确实很有道理。

记得大学的一个暑假里，我和高中同学结伴去四川旅游。有一天，一个同学突然牙痛，他一边用手敲击发痛的牙齿，一边急忙请我这个还没毕业的医学院学生想办法治疗。

我让他张开嘴给我看看，牙齿上没有洞，估计只是牙龈炎而已，于是我先给他按压手上的合谷穴。他是右边的牙痛，我就给他按压左手上的合谷穴。中医对合谷穴的描述是"面口合谷收"，也就是说面口部的疾病可以通过合谷穴来治疗。这样按压了5分钟左右，同学的牙痛便减轻了许多。

不过，光按合谷穴还是不够的，这个方法只能止痛，所以我一边继续帮他按压合谷穴，一边让其他同学去买点花椒和一瓶白酒。买回来后，我让同学将大概10克的花椒倒进茶杯里，倒入半杯开水，再盖住泡上5分钟，然后倒入1两白酒，再盖住（避免有效成分挥发，降低药效），等其冷却并过滤掉花椒后，就让牙痛的同学喝一口含在嘴里。我在一边指点他，像平时漱口一样，一会儿低头，一会儿仰头。如此这般又过了10多分钟，吐掉酒后，他突然惊呼起来，说牙齿已经完全不疼了。

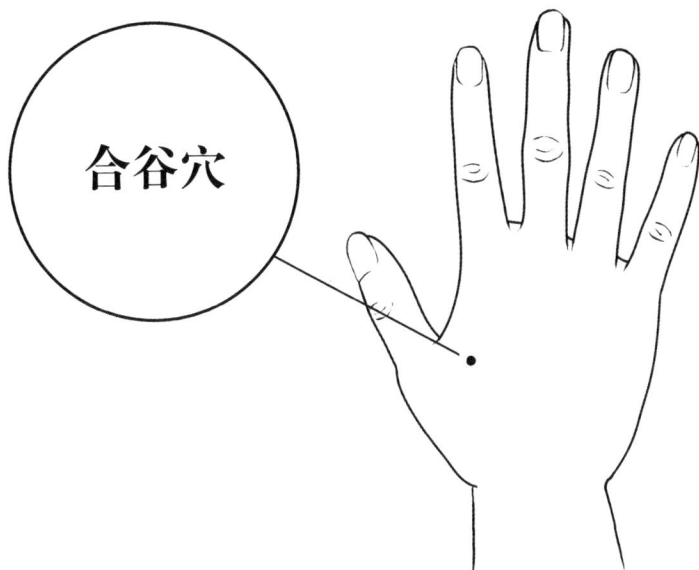

按压合谷穴，能有效缓解牙痛

当晚我又让他继续照这个方法做，每小时一次，到睡觉前他一共漱了3次口。他当晚睡了个好觉，没有被牙痛所困扰。

这个方法之所以有效，主要靠的是花椒。古代就有记载，说它能治疗牙痛，如《神农本草经》记载："（花椒）味辛、温，主治风邪气，温中，除寒痹，坚齿明目。"花椒有麻醉作用，液体里花椒浓度达20%的话，麻醉效果甚至可以与真正的麻醉药如普鲁卡因等相近。除此之外，花椒还含有能消炎止痛、抑制局部炎症反应的成分，而且花椒里含有的挥发油对6种以上的细菌、11种以上的真菌都具有较好的抑菌、杀菌作用，对牙龈炎之类的感染性牙病，自然就可以起到治本的作用了。顺便提一下，两面针中药牙膏含有的中药两面针，其实和花椒一样，同属于芸香科花椒属植物，系出同门。

有读者可能会问，如果主料是花椒，那么用花椒直接泡水，或者煮水不就行了吗？白酒是否可以不用了呢？我建议最好还是用白酒，因为白酒除了本身有杀菌消毒的效果，其含有的乙醇能更好地把花椒里的成分溶解出来而最大限度地发挥作用。

其实，牙痛主要是因为没有注意口腔卫生导致牙龈发炎而引起的。去医院治疗，基本上也是根据抗菌、消炎、止痛的原则采取治疗措施。花椒白酒这个方法正符合这个原则，所以对于大多数牙痛都有效。但是，如果是牙髓炎引起的牙痛，由于病根是在牙齿里面，含漱花椒白酒就很难进入牙齿内部，这个偏方的止痛效果也就大打折扣了。

如果家里一时找不到花椒和白酒，用陈醋漱口也能应急。另外值得一提的是，有时候牙痛并非由牙齿本身引起，特别是老年人如果突然牙痛，家属要想到有可能是心绞痛甚至心肌梗死的原因。心脏缺血引起疼痛时，患者有时并不会感觉胸口不适，却会感到牙痛、喉咙痛或者胳膊痛。鉴别起来并不难，这种心脏疾病引起的牙痛，针对牙齿局部治疗是没效果的，如果含一个硝酸甘油片不能迅速缓解牙痛的话，千万不要忘了心源性牙痛的可能性，要及时去医院治疗。

11

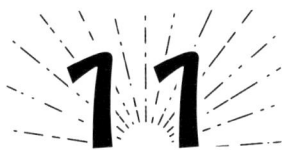

一个小动作，解除眼疲劳

> **症状：** 眼疲劳。
>
> **偏方：** 静坐放松，双眼合闭，两手在胸前做十指对压和握拳伸掌动作，做上几遍；两手手指张开，互击指根和虎口；两手握拳轮流按压手心；大拇指依次按压其余四指，重复数遍。

我有一个老朋友，是典型的工作狂，一天起码有一半的时间对着电脑。经常通宵达旦地赶工，双眼常常布满血丝，连睁开都难。眼睛的过度疲劳还影响了他的精神状态。后来我把手指护眼操教给他，让他在工作之余用几分钟时间为眼睛"充充电"。随即他便按我的吩咐练习，再放眼远望，不禁惊呼起来，直说有效！

长时间看电视、读书或者用电脑，很容易引起眼疲劳，影响视力。眼疲劳几乎是现代人（特别是上班族和学生）都会碰到的问题，属于我们通常所说的亚健康范畴。如果每日都有做不完的作业、干不完的工作，好像就没办法摆脱眼疲劳。为了不让眼疲劳如影随形、挥之不去，我向大家推荐手指护眼操，它能帮您在短时间内放松眼部。

当您发觉眼睛出现干燥、视物模糊等疲劳症状时，先放下手上的工作，找个舒服的地方，全身心放松，轻轻闭上双眼；接着，将双手放在胸前做十指对压和握拳伸掌的动作，反复数遍。双手张开，互击指根和虎口；再握拳轮流按压手掌心；一手的大拇指依次与另外四指相对用力按压，反复数遍。

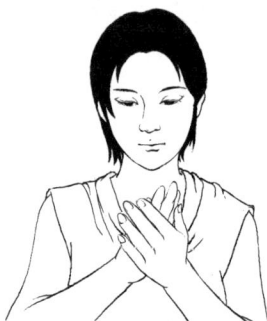

搓热两个手掌

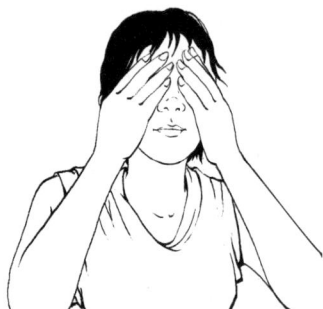

用两个手掌捂住双眼   双眼感到轻松、舒服了

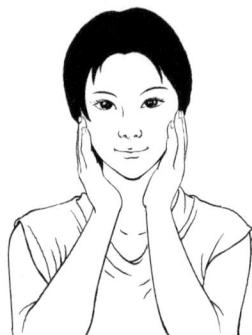

人的手指、手掌有许多与眼睛相关的反射区、经络、穴位，手指护眼操就是通过刺激与眼睛相关的反射区来达到消除疲劳的效果。手部是神经分布最密集的区域之一，通过做这个运动手操，刺激手部的神经感受器，会使我们的大

脑产生一种叫内啡肽的物质。它具有很好的放松效果，能缓解眼疲劳、全身疲倦以及大脑难受的症状。所以对于过度使用眼睛、大脑，工作紧张的现代上班族来说，这个方法很对症。

除了手操，还可以配合搓手发电法以达到更好的效果，具体做法是：先闭眼放松，再用力搓双手，待发烫后立即用手掌心捂住眼部。每隔半分钟做一次，重复操作4～5次。在操作过程中，可以在热手掌下轻轻转动眼球，以促进眼部血液循环；然后慢慢睁开眼睛，往窗外眺望，看得越远越好。这时候你就会感到双眼比原来舒服、轻松了许多，整个人都舒服了。

这个方法实际上是一种热敷，通过搓热的手掌对眼部进行加热，促进局部血液循环，促进眼肌放松。双手用力搓的时候会产生静电，所以捂在眼睛上时会有像通电一样的感觉，这便是静电的刺激。但如果手是湿的，或者手掌特别细嫩，就难以产生静电了。

建议大家在长时间对着电视、电脑或看书报时，都不妨试试这个小偏方。最好能养成习惯，持之以恒，这样不仅能缓解眼疲劳，还能预防近视，让你的心灵窗户更明亮。

12

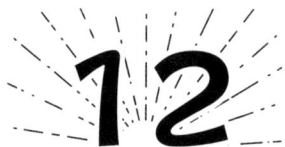

一瓶冰可乐，迅速止鼻血

症状：流鼻血。

偏方：紧捏住鼻梁上部硬骨两侧的凹陷处，向后上方按压。喝一口冰冻饮料，用力将冰冻饮料瓶紧贴于前额。

先讲一个与流鼻血有关的故事。有一个人站在马路上，他仰着头，目不转睛地望着天空。过路的人都很好奇，也跟着他往天上看，没多久，就围了一大堆人。直到引来了交警，人们才想起最早仰头的那个人，一问之下才知道他突然流鼻血，为了止血，才一直仰着头。

虽然这只是个笑话，却反映了一种实际情况：人们遇到鼻子出血，第一反应就是仰起头，以为这样可以让出血回流，延缓出血的速度。这虽然不是个好办法，却也能止住流血。科学地讲，这个方法其实是错误的，因为后仰并不能止血，只是让血液改变方向流向咽喉而已。

有一年我和朋友驾车去郊游，他带了小孩同去。在路上，孩子打了个喷嚏后，突然开始流鼻血。朋友让孩子仰起头，我连忙制止。等朋友在路边停好车后，我立刻用拇指和食指紧捏住孩子鼻梁上部硬骨两侧的凹陷处，一边安慰着哭哭啼啼的小孩，一边让朋友去车上取一瓶冰可乐（由于车内有空调，那瓶饮料一直凉冰冰的），让孩子喝上一口，并告诉他不要咽下，含在口里即可。随后，我把冰凉的瓶子紧贴着孩子的前额，持续给他冷刺激。如此处理，没过几分钟，孩子的鼻血就不再流了；又等了几分钟，血已止住了。

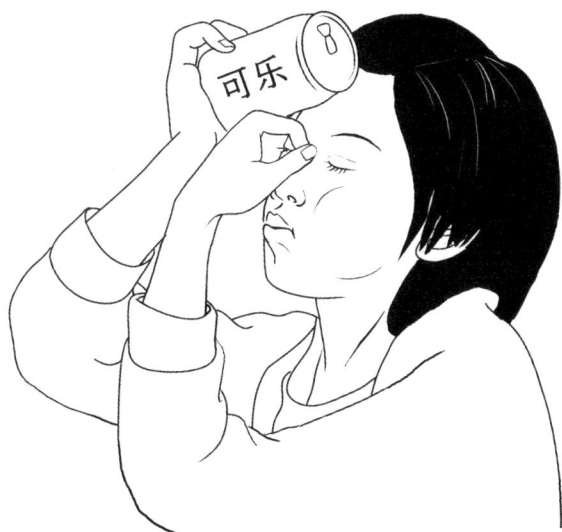

紧捏住鼻梁两侧，含一口冰饮料，并将瓶子紧贴于前额，可以快速止鼻血

完事后，朋友说他以前鼻子出血的时候，都是后仰头，还用纸巾塞住鼻子，一般要很久才能完全止住，为什么我这次给孩子止住鼻血却只用了几分钟？

其实，出鼻血时，人出于本能反应，会马上把头往后仰，不过这样做没有太大的意义，只是为了不让血从鼻孔出来，然后等着血小板凝结，自动止住血。在这个过程中，鼻子里的血只是流到鼻腔后方，进入咽喉，甚至可能会咽到食管里。所以流鼻血的时候，科学的做法是把头向前倾，让血自动从鼻孔里流出来。

我告诉他，小孩子鼻子出血有90%以上是发生在鼻腔中一个叫作立特氏区（Little区）的部位。小孩这个部位的黏膜很薄，有丰富的血管，当秋冬空气干燥的时候，薄薄的黏膜上就容易长痂。这时候如果打喷嚏，会加速气流的冲击，有可能把痂冲掉，并连带着损伤下面的血管而致出血。刚才我紧捏住孩子鼻梁上部硬骨两侧的凹陷处，其实就是为了压迫这个位置下面的立特氏区，直接进行压迫止血。至于把冰凉的可乐瓶紧贴前额，同时让孩子含一口冰可乐，目的就是进行冷刺激。我们知道，血管遇到寒冷，肯定会收缩，所以在这个冷刺激下，立特氏区的血管就会收缩，血就能一下止住了。

家里有条件的话，最好先上一大碗冰水，然后拿个小手帕，卷成细条状并浸泡在冰水里，再塞进出血的鼻孔里，越深越紧越好，其目的是直接压迫出血点，刺激局部的血管并使之收缩。同时将鼻子整个浸泡在冰水里，加强冷刺激。如果鼻子出血量很大，直接把鼻腔浸泡在冰水里就可以了。以上止鼻血方法不但适用于儿童，成人也同样能用。

如果在秋冬干燥的季节里经常流鼻血，就需要采取预防措施了。有个方法也很简单，倒一碗水，浸没鼻腔进行吸气、呼气，把水吸入鼻腔即可，或者直接用手指蘸些水送进鼻腔。除了天气干燥的原因，反复鼻出血还可能与缺乏维生素C和维生素K有关，老年人出鼻血则与动脉硬化、血管变得脆弱有关，这时候就应该有针对性地做好防治了。

13

酒糟鼻，脸上难看，心里难受

症状： 酒糟鼻。

偏方： ①黄连5克，用约100毫升开水浸泡，加白糖20克，搅匀以抵消黄连的苦味，分两次饮服，早晚各一次。

②荸荠（俗称马蹄）切成两半，将切面紧贴鼻部来回涂擦。每晚涂擦一次，一个月为一疗程。

　　酒糟鼻又名玫瑰痤疮，也叫作赤鼻、酒渣鼻，俗称红鼻子或红鼻头，是发生在面部的一种慢性炎症性皮肤病。常发于颜面中部、鼻尖和鼻翼部，还可延及两颊、颌部和额部。轻度者只出现毛细血管扩张、局部皮肤潮红、油脂多等症状；重度患者可出现红色小丘疹、脓疱等症状，严重者会产生鼻端肥大、毛囊哆开而形成鼻赘。

　　如果一个人的脸上长红鼻头，肯定会影响形象，还会对生活信心造成打击。无论是谁得这种病，都不会好受。刘女士就不幸得了酒糟鼻，一心想治好它，经朋友介绍，她认识了我。刘女士是西北人，从小喜欢吃辣椒、大蒜等，尽管在南方生活多年，西北的饮食习惯还是没有改过来。更年期过后，她原本就有些油性的鼻尖和鼻翼周围长出了很多小红疹。为治疗这个症状，刘女士用了不少药，就是不见效，反而越来越严重了，最终长成了酒糟鼻。

酒糟鼻发病的重要因素是毛囊虫感染，了解刘女士的症状后，我认为毛囊虫感染不是唯一的原因。我告诉刘女士，可以用一个小偏方来试试，这个偏方只有一味药：黄连。每日取黄连5克，用开水（约100毫升）浸泡，加白糖20克搅匀以抵消黄连的苦味，分两次饮服，早晚各一次，连服一个月。

中医认为"肺开窍于鼻"，一般开清肺热的中药就能治疗酒糟鼻。但从现代医学的角度来分析，酒糟鼻的病因至今还不太明确。大多数专家认为酒糟鼻的产生与嗜酒、吃辛辣食物有关，鼻部毛囊虫感染是主要的发病因素，所以一般的治疗思路是让患者戒酒、戒吃辛辣食物，并使用甲硝唑、硫黄软膏等外涂鼻子。不过，像刘女士这种情况，常规方法已经用过多次，均没有多大效果，应该跳出以前治疗思维的局限，考虑其他的办法。

近年来研究发现，酒糟鼻与胃部的幽门螺杆菌感染有密切的关系。究其原因，可能是胃里的螺杆菌感染后激发身体产生抗体，最后在鼻部产生皮疹等炎症反应，所以杀灭幽门螺杆菌便是酒糟鼻的治本之举。黄连这味中药就是不错的选择，在所有能抑杀幽门螺杆菌的中药中，黄连排名靠前。

由此看来，用黄连清胃火治疗酒糟鼻，不但符合中医的医理，也同样符合西医的理论。我告诉刘女士，这偏方完全值得试一试。刘女士听了我的解释，也觉得很有道理，回家后便开始使用，一个月后如期复诊，我发现她的皮疹果然明显减轻，皮肤颜色也基本恢复正常了。

除了清胃火这个方法，我还收集了一个外用的偏方：将新鲜荸荠洗净，拦腰切开，将切面紧贴鼻尖、鼻翼两侧等部来回擦拭，直到荸荠的白粉浆涂满鼻子表面。等白粉浆干了再擦，层层堆积，次数越多，堆积越厚，效果越好。每日晚上涂擦一次，一个月为一疗程。

这个外用偏方的主要作用是杀菌、杀虫、消炎，荸荠对于细菌、真菌都有较强的杀灭作用。

需要注意的是，酒糟鼻到了后期，如果长出了肥厚增生的鼻赘（我见过最大的鼻赘有小孩拳头大小），光靠吃药涂药就没什么效果了，只有通过手术切除才行。另外，如果酒糟鼻已经引起了鼻部明显的血管扩张，建议配合激光、手术治疗效果才会更好。

14

治耳聋、耳鸣，请试试鼓气法

症状：耳聋、耳鸣。

偏方：鼓气法：用双手紧捏鼻孔，紧闭双唇，用力从鼻子里呼气，让双耳胀满且有嗡嗡响，坚持1～2秒后松开鼻孔并张嘴，反复练习。

退休干部老林70岁了，身体没什么大毛病，只是有点耳背，近几个月越来越明显，几乎快聋了。以前家人和他说话还不太费劲，现在则需要扯开嗓门大声嚷了。自己家人还好说，可以大声对着他说话。可外人不知道情况，害得他只得靠辨别对方口型，连猜带蒙，经常闹些笑话出来。

为此，老林脸上的笑容少了，脾气也变得古怪起来。先前医生诊断他是老年性耳聋，建议配戴助听器，可老林脾气怪，觉得戴助听器就是明摆着告诉别人自己是个聋人。医生便给他开了些神经营养药，以及改善耳循环的活血化瘀类药物，但吃了一两个星期也没什么效果。他儿子见到这种情况挺着急，通过朋友介绍找我帮忙。

了解老林的情况后，我建议他做鼓气治疗。具体方法是：用双手紧捏鼻孔，紧闭双唇，用力从鼻子里呼气，让双耳胀满且有嗡嗡响，坚持1～2秒后松开鼻孔并张嘴，反复练习。

　　中医认为，耳为肾之窍，这个方法可以对耳部进行直接治疗，即便对耳背没有效果，也能起到补肾的作用。老林听到能补肾，所以很感兴趣，答应回去长期坚持练习。几个月之后，老林果然看到了效果，听力逐渐恢复，家人在5米之外和他讲话，也能听清了。老林心情大好，不再为听不见别人说话而愁眉苦脸了。

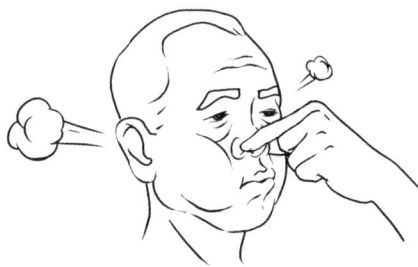

多练鼓气法，有利于治疗耳聋、耳鸣

　　老年人对补肾都很有兴趣，所以我才向老林特别强调了鼓气法可以补肾，这就提起了他的兴趣，让他可以坚持长期练习。关于老年性耳聋的病因，现在还没有完全研究清楚，但一般认为与血管硬化、循环不畅有关，还有内耳听觉细胞无法获得足够的营养而慢慢退化等原因，所以治疗上的思路主要是改善耳部循环，促进血气运行，使营养能运送到内耳听觉细胞。这个思路一般医生都知道，之前给老林治病的医生也是据此才给他开了活血化瘀和神经营养的药来治耳背的。

鼻腔与耳部有一条通道相连，鼓气的时候，气体会直接进入耳部，对局部进行气体按摩，改善局部循环，这就是鼓气法的治疗原理。不过这个方法只有长时间坚持才会有好的效果。

另外，在耳鸣的临床治疗上，改善局部循环同样是一个重要的治疗原则，所以上面讲的鼓气法同样对症。不过要注意的是，耳鸣这个症状也可能由鼻咽癌、听神经瘤等肿瘤疾病引起，所以，如果出现耳鸣症状应该先去医院检查，排除其他严重的疾病后再采用这个偏方进行治疗。

最后提一句，这个偏方不但适合于发病后治疗，也可以用来保健。经常做一做，可促进耳部循环，有效预防耳聋、耳鸣的发病。

15

枸杞子治口干，奇妙又简单

> **症状**：口干。
>
> **偏方**：枸杞子30克，每晚临睡前徐徐嚼服。

如果长时间不停地说话，就会感觉口干舌燥，一般情况下歇口气、喝喝水就能缓解，但随着年龄增大，产生口干症状的原因就不仅仅是讲话多、运动量大了。从中医角度来说，这是因为阴阳皆衰、阴液不足，尤其是肾精不足时，嘴里的津液稀少。从西医角度来说，如果排除其他疾病导致的口干，它是由于人的器官衰退，分泌唾液的腺体功能下降所致。

前一阵子，我遇到一个中年朋友，从交谈中得知，他的母亲近几年来深受口干症困扰，一个晚上要起来喝几次水，且常常食不知味。

治口干的偏方很简单，每天临睡前，取30克枸杞子，洗净后慢慢嚼食，一般10天后就会见效。大约半个月后，朋友告诉我，他母亲照偏方每日晚上嚼嚼枸杞子，现在已经不再口干了，胃口也好了。

枸杞子味甘，有补肾益精、养肝明目、润肺生津等功效，是一味著名的补阴中药，对于阴液缺乏的老年口干症患者十分有效。清末著名医学家张锡纯在《医学衷中参西录》中对这个偏方有这样的描述："每夜眠时，无论冬夏，床头必置凉水一壶，每醒一次，觉心中发热，即饮凉水数口，至明则壶水已所余无几。惟临睡时，嚼服枸杞子一两，凉水即可少饮一半，且晨起后觉心中格外镇静，精神格外充足。"现代研究也发现，枸杞子具有清除体内自由基、调节免疫、延缓衰老的作用。此外，它还具有直接刺激唾液腺分泌唾液的功能，而且咀嚼动作本身就能刺激唾液的分泌。

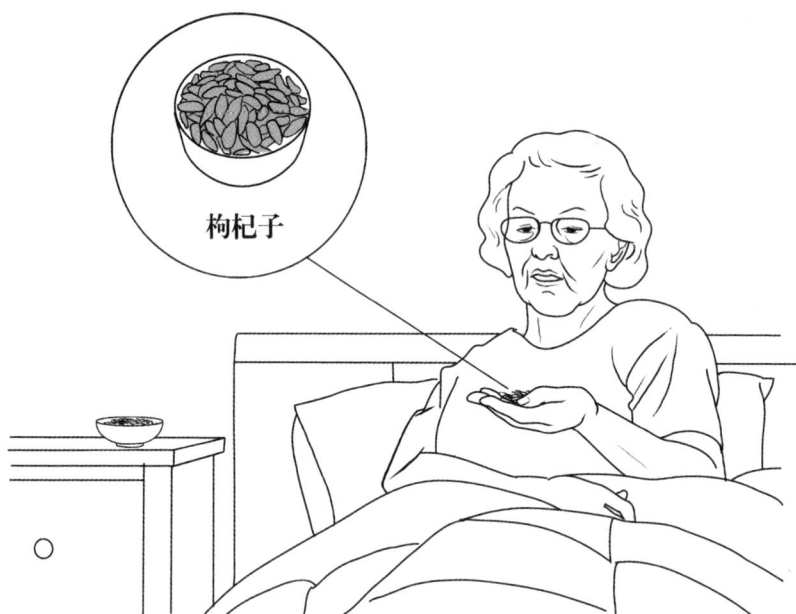

每晚睡前吃枸杞子，可治口干症

不过，老年人的口干症除了因唾液腺功能退化引起的，也有可能是由其他疾病引起的，比如糖尿病。一些老年人由于家庭等各种因素，长期焦虑、孤独、精神紧张，这种精神状态会使流入唾液腺的血液减少，导致唾液分泌减少。此外，也有可能因治疗其他疾病服药而导致口干，比如支气管扩张药、抗帕金森病药、抗过敏药等。

如果女性出现口干的症状，还应该想到患干燥综合征的可能。这个病又叫舍格伦综合征，90%发生在女性身上。不过与单纯性的口干症不同，干燥综合征会同时伴有眼干症状。这个病本质上是一个自身免疫性疾病，身体的免疫细胞对泪腺、唾液腺发起了进攻，致使其受到伤害而分泌不足。因此，如果使用枸杞子治口干这个方法无效，就应该留心其他多种致病原因，进一步详细检查、排除，这样治疗口干症才会万无一失。

16

得了红眼病，用野菊花水洗洗就好了

症状：红眼病、针眼。

偏方：野菊花（新鲜的最佳）2两，开水泡5～10分钟，冷却后外用，擦洗眼睛10分钟以上，每日2～3次。

有些人见不得别人比自己过得好，总会去指指点点，说人家坏话，这是一种不健康的嫉妒心理，俗称"红眼病"。这里要说的不是这种心理上的红眼病，而是真正与眼睛有关的红眼病。医学上称之为结膜炎，是由于病毒、细菌感染所致，好发于夏秋季，有传染性。有传言说只要看一眼红眼病的患者，自己也可能会得红眼病，其实并没有这回事，只要我们充分注意个人卫生，就不会被传染。

成先生和他女朋友外出旅游，住在一个小旅馆。女朋友先得了红眼病，他没当回事，紧跟着也传染上了。得了红眼病，眼睛又痛又痒，滋味很不好受。成先生急忙去买了氯霉素滴眼液、金霉素眼膏，还有氧氟沙星滴眼液，然后他们又点又擦，却不见病情好转，只好打电话向我求救。

我在电话里问了他们两人的症状，他俩的眼里有水一样的分泌物，量不多并且不黏稠。于是我告诉他俩，这种红眼病应该是病毒感染所致，所以用氯霉素、金霉素等抗生素都不会有什么效果。我告诉他们可以找点野菊花，然后煮水或用开水泡上5～10分钟。等水温冷却后，就用野菊花水擦洗眼睛，让水液进入眼皮下，使眼睛能接触到野菊花水。每日2～3次，一般当天就能见效，坚持用上几天，就能治好红眼病了。

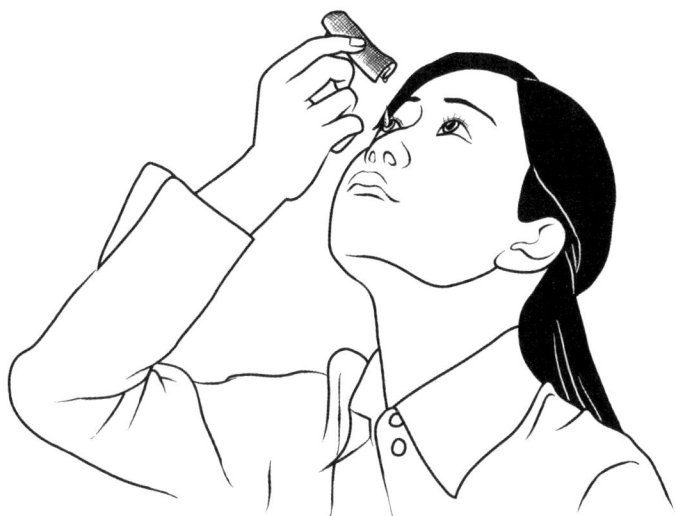

用野菊花水冲洗时，要睁开眼睛，使眼球充分接触到野菊花水

　　成先生和他女朋友依言行事。旅馆附近就有野菊花，他们摘了一大把回去，洗净后泡水，再用消毒后的纱布蘸野菊花水外洗，果然当晚就觉得眼睛舒服多了。

　　以前，红眼病往往是由细菌感染引起的，所以用抗生素滴眼液就可以见效，甚至有直接在眼睛结膜下注射青霉素治疗红眼病的。但今时不同往日，如今大多数的红眼病是由病毒感染导致，用抗生素就没有用了，而应该用抗病毒滴眼液，如无环鸟苷滴眼液等。

即使吃不准红眼病是因细菌还是病毒所致，用野菊花水洗眼这个偏方都不会有错。野菊花含有丰富的黄酮类化合物，具有抗菌、抗病毒的作用，用于治疗红眼病具有确切的效果。在正规医院里，甚至有采用超声雾化机将野菊花水自动雾化后喷入眼睛的情况。一般人家里肯定没有超声雾化机，但自己动手擦洗也可以起到同样的效果。不过自己擦洗时，要注意操作安全及卫生。

这个偏方，需要擦洗眼睛10分钟以上。为什么要这么久呢？目的是让药水长时间地保留在眼睛里，并冲洗局部泌物，临床上将这种方法叫作眼浴。

野菊花，还可以用于针眼的治疗。针眼又称麦粒肿，是眼睑感染细菌后引起的化脓性炎症，由于野菊花有抗菌的效果，所以擦洗同样有效。

17

对付面瘫，硬毛牙刷有奇效

症状：面瘫。

偏方：用一支硬毛牙刷敲击面瘫一侧的肌肉，每日至少3次，每次敲击10分钟以上。

陈小姐的工作每日都很紧张。有一天，她加班到很晚才回家，打开空调就上床睡觉了。第二天醒来，她突然觉得面部有点不适，照镜子吓了一大跳，镜中的自己口歪眼斜、嘴角下垂，一副怪模样。她赶紧向公司请假，去医院看病。

医生一看，判断她得的是面神经炎，也就是面瘫，给她开了激素以及神经营养药口服，让她吃一个星期药后再去中医院针灸治疗。陈小姐遵循医嘱连吃了一个星期的药，口歪眼斜的症状虽没有加重，但也没有明显的好转，她只好来中医院找我看病。

我看了一下她的面部病情，还不算太严重。用针灸治疗面瘫，效果确实很理想，因此很多西医院的医生等面瘫患者病情稳定后，往往会介绍患者到中医院治疗。不过当时我看陈小姐很瘦弱，一副林黛玉般弱不禁风的样子，就问她之前有没有接受过针灸治疗。陈小姐告诉我，从没有试过针灸，还说自己从小就怕打针，甚至有过针头刚扎进皮肤，她就感觉头晕眼花的经历。听她这样一说，我也不敢给她扎针了。

我想了一下，教给陈小姐一个不常用的偏方：准备一支硬毛牙刷，每日用牙刷上的硬毛来敲击面瘫一侧的面部肌肉，每次至少要敲击10分钟，直到局部皮肤发红为止。每日至少3次，一定要坚持几个星期。

硬毛牙刷的作用其实类似于中医针灸的一个专用器具——梅花针。梅花针的构造很简单，像个敲木鱼用的小锤，只是锤头上嵌入了几根细针，用它在皮肤上像敲木鱼一样连续敲击，一般要求敲至局部皮肤发红为止。梅花针是针灸治疗的一种方法，在面瘫治疗上也很常用，尤其是对于一些难治的面瘫，使用梅花针疗法更能起到奇效。不过陈小姐这么怕针，我就不向她推荐梅花针了。硬毛牙刷其实和梅花针很像，用硬毛代替了梅花针上的细针，敲起来有相似的效果。

不过，在使用硬毛牙刷的时候要注意一点，在面瘫刚起病的3～7天，敲击的部位应该尽量选择面部健康的一侧，如果在面瘫的一侧敲击的话，敲击时一定要注意动作尽可能轻微，千万不要用力，也不必强调敲到局部皮肤发红。在面瘫刚起病时，治疗的原则是控制面神经的水肿，防止面神经进一步受到损害。陈小姐患病初始吃了一个星期的激素，就是为了达到控制水肿的目的。但研究发现，在面瘫刚起病的3～7天，如果对面瘫一侧的肌肉进行强刺激的话，反而可能加重面神经的水肿，这就违反面瘫的早期治疗原则了。

听了我的解析后，陈小姐按这个方法回去治疗，一个星期后回来复诊，面瘫已经好了一半，我叫她继续坚持敲击。又过了10天，陈小姐的面瘫基本看不出来了。如此再过一个星期，她这个病肯定就能痊愈了。

18

盐水冲鼻子，治好鼻窦炎

症状：头痛头昏、流黏脓鼻涕、鼻黏膜肿胀等。

偏方：盐1～3克，温开水100毫升，调成一定浓度的盐水，用去掉针头的注射器抽取盐水，快速将盐水注入鼻腔，两鼻腔轮流反复冲洗即可。

盖女士40多岁时得了鼻窦炎，时好时坏，直到退休了也没有真正好转。随着年纪越来越大，身体素质也开始下降，这次她刚到女儿家住了两天，不小心就感冒了。我发现她不是普通感冒那么简单，不但鼻塞、头痛，还流黏脓鼻涕，按压鼻子旁边的面颊也有明显的压痛，这其实是典型鼻窦炎的症状。再一问，原来这个病已经跟了她半辈子，每逢感冒，鼻窦炎的症状就特别严重。

鼻窦炎急性发作肯定需要用抗生素来解决，我给她开了抗生素，另外给她开了几个注射器，让她回家后自己用来冲洗鼻腔。具体做法是：先调配浓盐水，将一定量的盐加入100毫升温开水中。用盐水洗鼻的比例有0.9%和3%，以0.9克的盐溶于100毫升纯净水中的无菌溶液，长期使用不会对人体鼻腔有太多伤害。3%浓度的盐水属于高渗透压盐水，消炎消肿快，能够有效减轻或改善鼻窦炎的症状，但不宜长期使用。浓盐水调配好后，再用去掉针头的注射器，抽取盐水，头稍向前倾，将注射器头部伸入一侧鼻腔（一般从鼻塞严重的那一侧开始），并屏住气；然后快速将盐水注入鼻腔，待鼻腔里的液体流出后，再换另一侧鼻腔，反复冲洗。

盖女士听我介绍完，觉得很奇怪，她想知道冲洗鼻腔是怎么一回事。其实鼻窦就是长在鼻子旁边骨头里的一些含气空腔，它们通过小的开口（称为鼻窦口）与鼻腔相连通。在正常情况下，鼻窦里的分泌物要通过这些开口进入鼻腔再排出去。因为有鼻窦炎，这些空腔里不仅有炎症，还有很多分泌物，包括鼻腔里增多的黏稠鼻涕，导致鼻窦里的炎性分泌物难以排出。通过冲洗，尽快把鼻腔里的鼻涕冲走，不让它堵住鼻窦的出口，这样鼻窦炎才能好得快。而使用3%浓度的盐水是因为这个浓度的盐水能消除水肿、炎症，并明显提高鼻腔黏膜处纤毛的功能。

因为这个方法疗效显著，我们制定的《鼻窦炎诊疗指南》中专门指出了使用盐水冲洗鼻腔的治疗方法。只是在临床中，不少医生，特别是一些基层医院的医生，对这个方法不重视，所以盖女士才会觉得盐水洗鼻窦很新奇。

盖女士回家就动手操作，一周后她过来告诉我，冲完鼻子就觉得特别舒服，有立竿见影的效果。以前她鼻窦炎发作的时候，一般要10天以上才能好，这次明显感觉疗程缩短了很多！我告诉她，这个盐水冲鼻子的方法应该继续坚持，保证鼻窦开口尽量畅通，提高鼻腔纤毛的功能，增强鼻腔处的免疫力，防止反复发作。

我还告诉盖女士现在有专门的鼻腔冲洗器售卖，她便去医疗器械商店里买了一个，使用起来更方便了。半年后再见到她，盖女士说自从冲洗鼻子以来，任凭风吹雨打，鼻窦炎没有再犯过了。

第三章

内科老偏方，
小病一扫光

体内是健康事故的多发区，一定要高度注意。

内科是医院中主要用药物来治疗内脏疾病的科室。内科疾病类别繁多，本章精挑细选了很多久经考验的老偏方，适用于头痛脑热、气喘胃痛、高血压、便秘等常见病症。

19

不是想当然，老花镜也能治近视

症状：长时间看书、看电脑引起的近视加深、眼睛疲劳。

偏方：看书、看电脑时戴300度的老花镜。

我有个朋友是学建筑设计的，长期繁重的学业使他毕业时就戴上了300多度的近视眼镜。工作之后，每日都有忙不完的活要做，一忙就是连续几个小时，用眼强度比起上学时更甚，眼睛疲劳不说，他的近视度数每年也逐步上升。

我告诉他，不管工作多忙，一定要定期让眼睛休息，并教他做前面介绍过的保健操。他说，保健操虽然效果不错，但常常会因聚精会神地工作忘了做，或因为太累而懒得动手。

对付近视加深，还真有个懒办法，即戴老花镜。这是我从一位眼科医生那里学到的。这个方法很简单，买一副300度的老花镜，看书报、看电脑的时候戴上它。在正常情况下，书报、电脑屏幕距离人眼的距离是一尺左右，要看清这个距离的东西，人眼的睫状肌必须进行收缩，让眼球产生一定的调节度才行。长时间以这个距离看东西，就意味着睫状肌一直要保持收缩，时间久了，睫状肌会发生紧张痉挛，造成假性近视。再时间长一些，睫状肌挛缩，那就是真性近视了。

近视不断加深，同样是睫状肌长时间紧张痉挛、挛缩所导致的。如果因为工作等原因无法及时休息让睫状肌得到放松，那戴老花镜就是个好办法，因为戴上一副300度的老花镜等于替眼睛完成了300度的调节，睫状肌就不必再进行收缩了。

这个戴老花镜的方法，在医学上有个正规的名称，叫作雾视法，意思是说戴上老花镜后，看远的地方会觉得云里雾里。有人对358名近视的小学生进行过研究，将他们分成三组：一组用雾视法，一组不戴任何眼镜，一组看书学习时戴近视镜。半年后进行比较，结果发现，采用雾视法的那一组小学生，竟然有70%的学生视力有了提高，另外两组却有近一半的人视力继续下降。

朋友听我解释完后很感兴趣，回去就买了副老花镜，在工作时戴。以前戴着近视眼镜连续工作一段时间后就觉得眼睛很累，现在连续看几个小时的电脑也没事，继续坚持半年后，发现眼睛近视度数竟然减少了50度！

他很高兴地问我是不是坚持这个方法，就能进一步减少剩余的近视度数？我笑他是人心不足蛇吞象，他这半年来减去的50度，应该是假性近视，也就是由于睫状肌紧张痉挛所导致的视力暂时下降，只要长期使之放松就没问题了。而真性近视，只有手术才能矫正。

顺便提一句，如果要进行正规的雾视法，应该先到眼科医生处测量屈光度，然后在原屈光度上加300度才是最佳的。

20

辣椒水擦鼻，治疗过敏性鼻炎

> **症状：**阵发性喷嚏、鼻痒等。
>
> **偏方：**取1～2个干红辣椒，用开水泡10分钟，或文火煮10分钟，再用棉签蘸辣椒水，伸入两个鼻孔里涂抹。每日1次，7～10日为一疗程。

有一位50多岁的农民，专程从乡下来找我。农民姓刘，是一位种田高手，除了种田在行，老刘还是个体育锻炼的积极分子。他身体一向很好，一年到头很少感冒，干活也特别卖力气，连村里的年轻人都比不上他的劲头。

近几年不知怎么的，老刘觉得身体比以往差了，经常出现鼻子痒、流鼻涕等现象。他在村里的卫生室做了检查，才知道是得了过敏性鼻炎。村里医生告诉他这个病得了就很难治好，只开了支喷雾剂给他，让他不舒服时就喷一喷。但老刘一心想治好过敏性鼻炎，经同村人介绍，他来到省城的大医院看病，于是就找到了我。

我告诉他，根治过敏性鼻炎现在还是个世界性的难题，不过对它进行控制却是非常容易的。我给老刘推荐了一个偏方，这偏方用起来有点难受，需要提前做好心理准备。这个偏方就是用辣椒水来涂抹鼻子。具体方法为：准备干红辣椒1～2个，放入一杯开水中泡10分钟，或者放到锅里文火煮10分钟，然后用棉签蘸辣椒水，伸入鼻孔里涂抹，范围要尽可能大。每日1次，7～10日为一疗程。

老刘疑惑不解地说："辣椒不是刺激鼻子的吗？古时候上大刑也有用辣椒水灌鼻子的，还能用来治鼻子的病？真让人难以置信。"我笑着告诉他："这一招确实是比较怪，但这个偏方却有着科学依据。我有许多患者使用过此方，均起到了很好的疗效。"

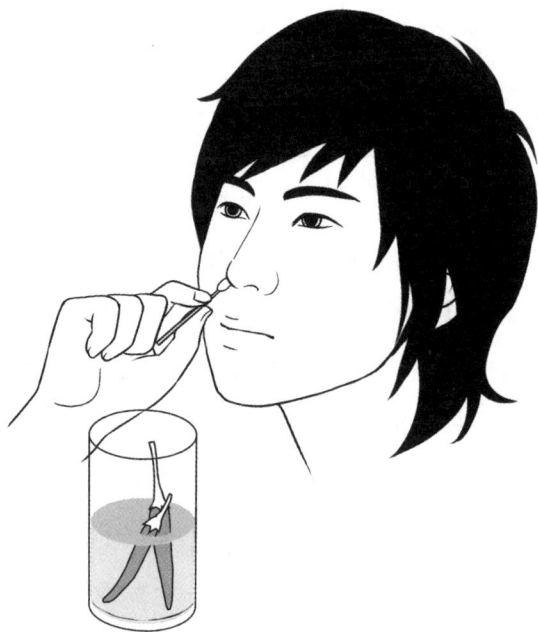

用棉签蘸辣椒水，伸入两个鼻腔里涂抹，范围尽可能大

偏方的依据是这样的：鼻子接触过敏原后，鼻腔黏膜会出现炎症，进而导致过敏性鼻炎。但在炎症过程中需要一种P物质（是广泛分布于细神经纤维内的一种神经肽）的参与，如果鼻腔里没有这种P物质存在的话，那么过敏性鼻炎就不会发作了。辣椒里富含的辣椒素就能消耗P物质，使它完全消除，这样再接触过敏原的时候，鼻炎就不会发作了。这个方法在医学界也得到了认可，它比公认的激素疗法效果更好，甚至有机构专门开发了辣椒素喷鼻气雾剂。

不过这个方法一般人确实不太喜欢用，辣椒有很强的刺激性，开始使用时肯定会感觉不舒服，甚至还会使鼻涕增多。但用的时间久了、次数多了，辣椒素慢慢消耗掉P物质后，刺激反应也就消失了。更重要的是，这个疗法可以让过敏性鼻炎保持半年到一年不复发，但是这个偏方并不能让过敏性鼻炎永久断根，P物质有再生功能，现在暂时让辣椒素给消耗光了，以后还会重新生长出来。

老刘说，能达到一年不复发这个效果，他已经非常满意了。听说老刘回去之后，按我的方法用了一个星期，后来的情况就不得而知了。有一年春节前夕，老刘给我打了个电话，祝我新春快乐，还说起了他的鼻炎，自那次用药之后一年多了，至今还没有发作过。

当然，如果嫌涂抹辣椒水麻烦，还有一个简便的方法，那就是用手搓鼻子。简单一些说，您可以用两只手的中指或食指，沿着鼻梁两侧上下反复搓，要遍及眼角内侧到迎香穴（鼻翼根部）的范围，每次搓至发热为止。这个方法需要每日坚持，才能起到不错的效果。

手搓鼻子治过敏性鼻炎，是通过刺激鼻部的穴位达到疏通经络的效果，医院里就常会给患者进行针刺鼻部穴位来防治过敏性鼻炎。过敏性鼻炎是过敏原对鼻腔产生刺激引起的，经常进行鼻部刺激的话，等鼻子适应后，过敏原的刺激就算不了什么了。

21

有一种痛苦叫便秘，有一种解药叫核桃

> **症状：** 便秘。
>
> **偏方：** 每日早、晚吃几块核桃仁，或闲时随意吃，一天吃的核桃总量
> 建议在半两以内。

一个朋友扶着他父亲来找我看病，老人便秘已经一个星期了。据说以前常用番泻叶泡水，或买些肠清茶喝，都能搞定便秘。可是现在这些招数都失效了，老人好多天没有排过一次便，肚子里的毒素排不出来，整个人的状态也受到了影响。

我连忙给老人开了几支开塞露，让护士给他做个灌肠。灌肠后老人果然排了大便，脸上的愁容也展开了。但我的朋友在一旁依然忧心忡忡，这次靠灌肠解决了，以后再便秘怎么办呢？难道每次都要来医院灌肠，或者用开塞露？他父亲可是很反感用开塞露的，总觉得非常别扭，有一种抵触心理。

我告诉朋友不用担心，有一个偏方可以长期使用，保证能解决他父亲的便秘问题。那就是吃核桃，每日吃半两核桃仁，便秘问题就解决了。

过了一周之后，我打电话向我朋友问情况。得知老人回去后就开始吃核桃仁，第三天早晨就排了大便，之后每一两天会排上一次，大便畅通，干湿正常。我嘱咐朋友让他父亲长期吃核桃，不仅能起到通便的效果，而且对于老年人的动脉硬化、阿尔茨海默病也有积极的预防作用。

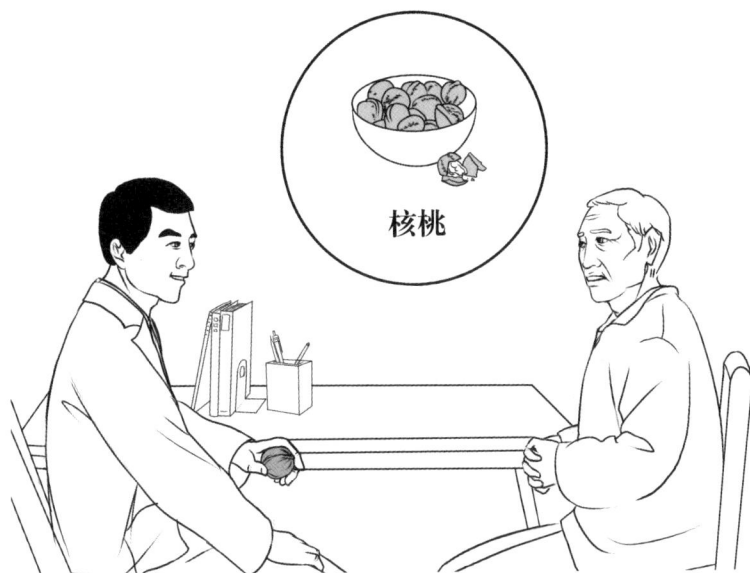

每日吃半两以内的核桃，既通便又能软化血管

核桃内含有丰富的核桃油，还有大量的粗纤维。吃进肚子里后，核桃油能软化大便，润滑肠道。此外，粗纤维能吸水膨胀，刺激肠道运动，从而达到治疗便秘的效果。这与朋友父亲之前所用的番泻叶、肠清茶之类的作用机理是完全不同的，这些药属于刺激性泻药，通过直接刺激肠道肌肉收缩来达到排便的效果，但是用久了之后会形成药物依赖，导致大肠肌无力，所以越用效果就

越差。

在中医看来，一味地使用这种刺激性泻药是不合适的。因为中医认为老年便秘的患者有一种"无水舟停"的现象，意思是说老年人血虚、津少，不能滋润大肠，大肠里津液不足，大便就会秘结。如果一味采用刺激性泻药强行泻下，只会越发导致津液不足，这就像一艘船搁浅在一条枯河里，埋头向前推肯定不行，唯有使河内涨满水，水载舟，船才可前行。核桃润肠滑肠，治疗老年便秘就是完全符合了"增液行舟"的原则。

预防阿尔茨海默病、动脉硬化主要是依赖核桃里的核桃油来实现的。众所周知，多吃鱼，特别是海鱼，能摄取里面丰富的不饱和脂肪酸，这种物质有降血脂和预防动脉硬化的效果。老人每日吃20克的鱼肉，可以大幅降低日后出现痴呆的概率。但一般人可能不知道，核桃油像海鱼一样含有大量不饱和脂肪酸，因此常吃核桃同样能达到像吃鱼一样的预防效果，这个结论在2009年已经被美国医学家们的研究证实了。

核桃里还含有卵磷脂等营养成分，能促进神经细胞生长。老年人的便秘与痴呆是有一定关联的。长期便秘会导致肠道里的毒素被重新吸收进入血液，当这些有毒物质超过肝脏的解毒能力时会随血液循环进入大脑，逐步损害脑细胞和神经中枢，从而引起痴呆。核桃不仅能治疗便秘，而且还能预防痴呆的发生。

不过要注意的是，核桃含有大量油脂，虽然吃起来很香，但摄入过多，则可能引起肥胖，所以要注意控制食量，以每日不超过半两为佳。

22

治疗焦虑症，试试《红楼梦》里的好偏方

> **症状：** 精神焦虑。
>
> **偏方：** 龙眼10克，配冰糖适量，炖服；或将龙眼泡茶、煮粥、泡酒服用。

现在有一群人被称为"房奴"，每个月还房贷给他们造成了极大的压力，甚至有人因此患上焦虑症。李先生就是这样一个例子，自从买了房后，他对报纸上银行加息的消息非常关注，还很关心楼价的走向。

李先生拼命工作，为人处世比以前更加小心。现在业余时间很少和朋友们出去游玩，几乎成了一个宅男，心情越来越烦躁，常和妻子大吵大闹，还落下了头痛、呼吸不畅的毛病。他怀疑是体内火太大，于是来找我看病，想让我开点降火解毒的中药给他吃吃。

我听他说了来龙去脉，又让他填了一份心理测试表，判断他是患上了焦虑症。我告诉李先生，他这是心理上的疾病，与体内火大没有什么关系，却与房贷这个因素有关。心病还需心药医，要恢复正常，自己得注意心理调节，多想

想买房后的好处，这样才能取得心理平衡。另外，平时应该多出去和朋友们活动，让心情开朗起来。同时，还可以配合用抗焦虑药来缓解焦虑症状。

李先生一听要吃西药就连连摇头，开玩笑说，怕西药吃多了，焦虑是没了，却变成抑郁了。见他不愿意，我也没有勉强，给他推荐了一个小偏方：龙眼炖冰糖。取龙眼10克，配冰糖适量，炖服，每日喝2～3次。

龙眼又名桂圆，始载于《神农本草经》，被认为能补益心脾、养血安神。李时珍说过这样一句话："食品以荔枝为贵，而资益则龙眼为良。"在古医书《饮膳正要》中，对龙眼是这样评价的："主五脏邪气，安志厌食。"

《红楼梦》里，贾宝玉有一天去宁国府玩，突然觉得有点困，就去秦可卿的房间里睡午觉，没想到一下进入了太虚幻境，醒来后就神情恍惚。有人连忙去端了碗桂圆汤，让宝玉喝了，宝玉渐渐好转过来。这些古代的说法确实不是吹牛，现代研究也表明，龙眼含有一种腺苷酸，对于焦虑症状有明显的抑制效果，所以能起到镇静、宁心、安神之效。

龙眼还可以用来煮粥喝，一般取龙眼10～20克，配上2两大米煮粥服用。此外，还有一种泡龙眼酒的方法：取龙眼2两，配白酒1斤，密封大概3个月后方可饮用。如果嫌这些方法麻烦，也可以取适量的龙眼，用开水浸泡10分钟后饮用。

李先生回去后，便开始炖龙眼冰糖水服用，白天还带些龙眼到单位，泡白开水或者泡茶时放上几颗。还依照我的嘱咐，经常约朋友们出去喝喝小酒，发泄一下心中的郁愤。就这样，一个月后我再见到他，发现他的焦虑症状已经完全消失了。

23

紫菜蛋花汤可是偏头痛的止痛法宝

> **症状：** 偏头痛。
>
> **偏方：** 干紫菜半两，鸡蛋2个，煮汤服用，每日1～2次。或常吃海苔
> （紫菜干）。

很多人都有过偏头痛的体验，发作时即使拼命地揉太阳穴，也很难缓解疼痛，非得吃止痛药才行。偏头痛一般有家族病史，但具体的发病机制和原因，现代医学还没有清楚解释。

王女士是一家报社的编辑，因为行业间的竞争很激烈，所以经常连续加班。即使回家躺到了床上，脑袋仍然会长时间处于兴奋状态，使得身体疲惫不堪。如此这般一年后，她就患上了偏头痛，又反过来严重影响了工作和生活。

王女士来找我看病时说，她以前也偶尔有轻微偏头痛，但基本上是在经期才发作。从事编辑工作后，夜班上得太多，生活没规律，偏头痛才渐渐严重起来。发作的时候眼睛怕光，感到头上的血管一跳一跳的，头痛得像要炸开一

样，甚至会伴有作呕现象。如果有充分的时间睡眠，偏头痛也会有所减轻，但一忙起来，又继续发作了。她希望我能给她指条明路，预防偏头痛的发作，但她又担心体质比较差，怕吃多了止痛药伤元气。

明白了王女士的意思，我给她开了一个很简单的食疗偏方，就是紫菜蛋花汤，或者去买一种叫海苔的零食，多吃这两样食物，就能减少偏头痛的发作。这个偏方的关键在于紫菜，紫菜里含有大量的镁元素，有"镁元素的宝库"之称。据测定，100克紫菜里含有460毫克镁，而1千克鸡蛋才含有230毫克镁。正是这个镁，对偏头痛有预防作用。

王女士回家后依言行事，晚上煮碗味道鲜美的紫菜蛋花汤；白天上班的时候，抽空就嚼嚼海苔。果然，在坚持一个月后，偏头痛就不怎么发作了，不会像以前那样影响工作和生活了。她还把这个方法介绍给有同样病痛的同事朋友们，大家都称效果非常好。

偏头痛的机制目前还没有研究清楚，以往认为偏头痛发作与脑兴奋性增高、血小板功能异常、一氧化氮系统功能障碍（涉及合成与释放的失衡），以及神经介质的异常变化等因素有关；近年来医学界注意到，镁离子可能通过影响上述多个环节，在偏头痛发作机制中扮演重要的角色，尤其是对偏头痛的患者进行检测后发现，他们普遍存在着低镁的现象。

发现这个现象后，医生们进行了反复研究，其中有一个经典案例是这样的：研究者们将急性发作的中重度偏头痛患者随机分成两组，一组静脉滴注镁剂来补镁，一组则吊生理盐水，只是做个心理安慰。结果差异非常明显，静脉滴注镁剂的那一组偏头痛患者，恢复有效率为100%，而吊生理盐水的那组仅有可怜的7%！另外，采用口服硫酸镁10毫升，每日3次，2个月为一疗程的预防偏头痛的方法，在临床上也取得了不错的效果。

还要注意的是，像干奶酪、巧克力、酒，含咖啡因的饮料如茶、咖啡，腌熏的肉类如香肠、火腿等，都有可能诱发偏头痛，所以患者应该尽量忌口，这样才能保证最好的预防效果。此外，精神紧张或过度失眠也容易诱发头痛发作。希望大家引起注意，身体是革命的本钱，劳逸结合很重要。

24

米汤加盐治好拉肚子

症状：腹痛腹泻、恶心呕吐、发热等。

偏方：米汤500毫升加精盐1.75克；或炒米（炒米粉或熟米粉）25克加精盐1.75克，再加水500毫升煮2～3分钟。

　　我的同学莫医生有一次回乡探亲，发现表妹因为吃了炒田螺肚子疼，不停地拉稀。当时家里没有止泻药，表妹拉稀拉得眼眶都凹陷下去了，一家人都很着急。莫医生却安如泰山，将家里的炒米放入锅里煮了，加上一小撮盐，调和了让表妹喝。过了几个小时，表妹的腹泻就停止了，人也变得有精神，一晚就完全好了。

　　炒米治腹泻这个偏方我也听一些老人说过，但一直没有放在心上，听莫医生这么一说，才不得不信。莫医生说，炒米是温性的，米又是养脾胃的，所以喝下去就能调脾胃，温中散寒，达到止腹泻的效果。其实，像吃坏肚子引起的腹泻，只要等脏东西都排光了就没事了。腹泻真正的危险是因为不停地拉稀，水分、盐分不断丢失，造成身体脱水、电解质紊乱。比如他表妹当时眼眶凹陷、有气无力，就是脱水、体内低钠的表现。对于儿童来说，如果不及时控制，还会有生命危险。据统计，在发展中国家造成儿童死亡的原因中，腹泻脱水排在第2位。

这时候如果口服盐水，正在腹泻的肠道是吸收不了的，喝多少盐水进去，很快又会拉出来，穿肠而过，根本进不了体内。20世纪60年代，人们发现如果在盐水里加入葡萄糖，通过肠道的葡萄糖-钠离子偶联吸收机制，即使在腹泻情况下盐水也可以顺利地被肠道吸收，从而达到补盐、补水的效果。

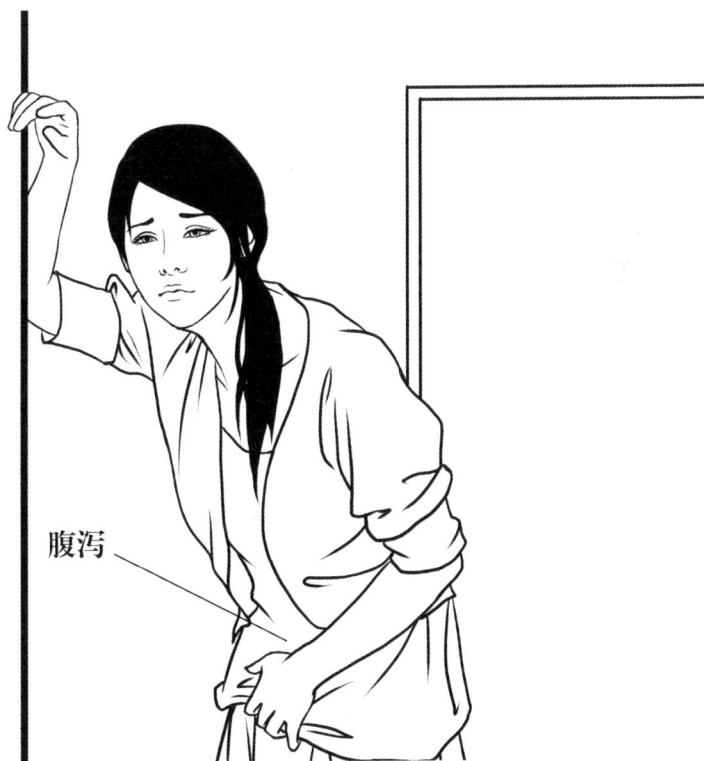

腹泻

急性腹泻真不好受，快试试咸米汤

在印度和孟加拉国的一些难民营里，经常发生霍乱等肠道传染病，一个难民营往往有几千人同时得这种病，靠打针来补液根本来不及，只有通过盐水加葡萄糖补液才应付得过来。但难民营里葡萄糖这类药品也经常不够。为了营救更多的人，科学家们研究发现，到处都有的炒米、炒米粉（熟米粉）可以用来代替葡萄糖，因为米的主要成分是淀粉，分解后能成为葡萄糖；而且米汤还有收敛止泻的作用，能直接减少患者的排便量，缩短腹泻的持续时间。

不要以为咸米汤治腹泻只是在中国流传下来的民间偏方，其实在国外也一样有，这便是所谓的医学无国界！

25

巧用盐水和土豆，就能治好咽喉炎

> **症状**：咽喉疼痛。
>
> **偏方**：①用棉签蘸浓度较高（4%～6%）的盐水，伸到咽喉部位轻
> 　　　　点，让盐水浸润发炎的部位，或用浓盐水漱口。
> 　　　　②新鲜土豆洗净切片，贴在发炎的咽喉部位，再用胶布固定。
> 　　　　等土豆片干了以后再换新鲜的。

于夫人怀孕不久，有一天咽喉微痛，担心是感冒，吃药会影响胎儿，便来找我看病。我让她张开嘴巴发出"啊"音，以压舌板压住她的舌头，用小手电筒照着看了一下她的喉咙，发现她的扁桃体有些肿大，咽喉部也比较红。这种情况有点像急性咽喉炎或急性扁桃体炎，确实得处理一下。

但开什么药好呢？于夫人已经30多岁了，好不容易怀上宝宝，用药确实得注意。不过，幸好于夫人的扁桃体没有化脓，用不着考虑抗生素这种药，于是我向她推荐了一个偏方，具体方法是：先准备一点浓盐水和几根棉签，然后仰头张嘴，请旁人或自己用蘸了浓盐水的棉签，伸到咽喉部位轻轻地点几下；接

着闭上嘴巴，让盐水慢慢地往下浸，喉咙里感到咸味，就会受刺激产生口水，再慢慢地咽下去。

如果嫌这个方法麻烦，也可以采用浓盐水漱口的方法：先用热水泡一杯浓盐水，等水温下降成温水时，就用温盐水漱口腔、咽喉大概20秒，然后吐掉，每隔10分钟重复漱口一次，连续10次即可。

在我们的咽部、扁桃体处，平常就存在着不少细菌、病毒，只是一般情况下由于人体的正气充足，所以这些病原体成不了气候，但当人体免疫力下降时，这些病原体就会发展壮大，引起咽喉炎、扁桃体炎。高浓度的盐水对这些病原体起到杀灭作用，同时对于咽喉局部的炎症反应、水肿、渗出亦有抑制作用，所以这种方法很适合于夫人这种对用药有诸多禁忌的患者。

第二天，于夫人打电话来说她昨晚采用了盐水漱口的方法，漱到第5次的时候，已经觉得喉咙舒服了很多，等漱完10次，喉咙的肿痛就完全消失了。一早醒来，一点事都没有了。

本书前面还讲到浓盐水被用于鼻腔疾病治疗中，但治理鼻腔疾病，盐水就需要有精确的浓度才行。那是因为鼻腔里有很多纤毛，如果盐水浓度过高的话，会对纤毛产生损害作用，所以治疗鼻腔疾病对盐水浓度的要求比较精确。但是治疗咽喉肿痛就没有这个禁忌。

浓盐水漱口这个方法，不但对急性咽喉疾病有用，对于慢性咽炎、慢性扁桃体炎同样有效。有个七八岁的小男孩，患上了慢性扁桃体炎，只要天气变化，或者吃多了油炸、辛辣食物后，扁桃体就会发炎。有外科医生甚至建议他的父母干脆把他的扁桃体割掉算了。但他的父母知道扁桃体是人身体的一道重要防御屏障，不同意割掉。他们经过朋友的介绍找到我，用了这个浓盐水漱口的方法之后，小男孩的扁桃体再也没有发炎过。

治疗咽喉疾病，还有一个偏方值得推荐，就是用新鲜的土豆切片贴在咽喉部位。上菜市场买回新鲜土豆，洗净切片，然后贴在咽喉部位，再用胶布固定。要是土豆片掉了、移位了或者干了，应该及时补贴新鲜的。土豆含有胆碱烷衍生物茄碱，能促进局部的血液循环，咽喉部的血液循环加强了，意味着有更多的免疫细胞能通过血液循环赶赴战场，杀灭病毒。这个贴土豆片的方法，并不是直接杀细菌、病毒，而是通过扶正气来达到治疗目标。

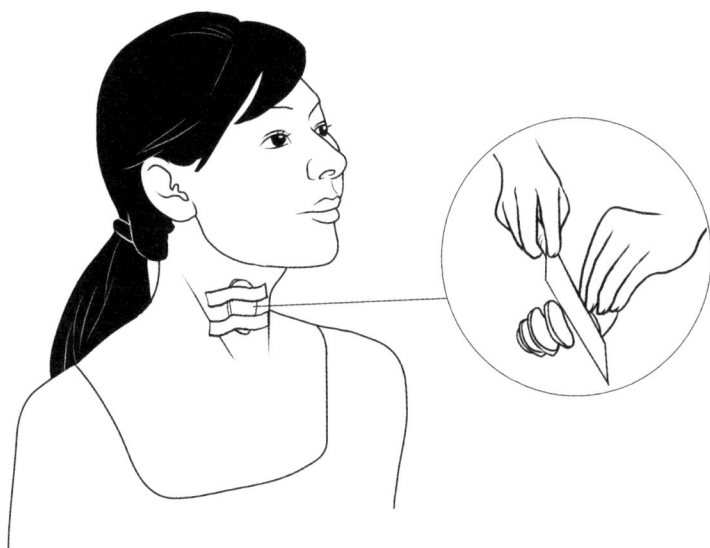

新鲜土豆洗净切片，贴在发炎的咽喉部位，用胶布固定

26

甘草泡水，护肝养肝

症状：慢性乙肝，肝功能异常。

偏方：甘草20克，泡水饮用。

在我国，人们一说起乙肝总是谈虎色变，老胡也常常为此苦恼。他加班劳累，又忙于应酬，很容易觉得疲乏，去医院一查，发现肝功能指标明显升高。老胡是单位里的"老黄牛"，身体状况不大好，曾经多次住院治病，打针吃药虽然能控制病情，但肝功能指标总是不正常，让他觉得很麻烦，也影响工作。

肝病专科医生建议他使用干扰素和拉米夫定的治疗方法，但是价格太高，加上服药时间长，还担心有副作用，老胡对采取这种方法心存犹豫。医生还说要注意休息，把酒戒掉，才能避免复发。对于医生的告诫，老胡觉得人在江湖，身不由己，况且他是家里的经济支柱，为了生活也不得不如此。后来，他听说我有不少护肝偏方，就专门来找我，希望我能提供点帮助。

我给他推荐的偏方是喝甘草茶，加班劳累时、喝酒应酬前都可以泡水饮用，一周喝上几次。用甘草来治疗慢性肝病、保肝护肝有着悠久的历史，这味药始载于秦汉时的《神农本草经》，并被列为上品，被认为"主治五脏六腑寒热邪气，坚筋骨、长肌肉、倍力气、解毒"；在《本草纲目》中也有关于它的记载："诸药中甘草为君……故有国老之号。"

它之所以叫作甘草，有一个有趣的传说：从前，有位草药郎中接诊了几位患者，让他们第二天来拿药，结果郎中出外采药到很晚还没回来。郎中的妻子就把灶台前的一大堆草棍子切成小片，用纸包好分发给那些患者。等患者走后，郎中才回来，妻子怕他责骂，就没有告诉郎中这件事。过了几天，那几位患者拎了礼物来答谢郎中，说吃了他的药，病就好了。郎中听了妻子的解释，恍然大悟，此后他就经常使用干草来治病，并把"干草"改为"甘草"。

甘草里含有甘草酸等有效成分，能通过抑制补体而防止肝细胞损害，进而起到保肝作用，并通过改变细胞膜通透性阻止病毒进入肝细胞，达到抗病毒的作用。此外，它还能集中附着在肝细胞内抑制乙肝病毒，因此在乙肝的治疗中具有比较确定的效果。临床上还以甘草为原料，制作了甘利欣、强力新等著名的保肝护肝药物。在日本，有学者通过15年的跟踪研究，发现长期服用甘草酸的患者，肝脏癌变率降低了50%。

老胡听了我的解释后非常高兴，回去按照我的方法买了一大堆甘草，经常泡水服用。半年后他告诉我，整整半年都没有感觉到以前那种疲乏，肝功能检测的各项指标也都正常了。

不过，如果长期服用甘草，则要注意它可能引起血压升高、身体水肿，所以，对于高血压、肾功能损害的患者，这个偏方要慎用。

27

饭后一根香蕉，既降血压又防中风

症状：高血压、脑中风。

偏方：每日饭后吃一根香蕉。

朋友老方得高血压病已有多年，一直都是服降压药进行控制，近期他发现药物好像不太有效了，血压开始时高时低。医生让他把降压药加量，或者加另外一种降压药一起配合着吃。他不太乐意。怕药吃多了身体更不好，他就来医院找我，看看我有什么好办法能帮他解决这一问题。

我询问了一番，了解到老方之前为了控制好血压，一直坚持清淡饮食的习惯，盐也不多吃。最近一段时间实在忍不住了，时不时就会开开荤，弄点美味佳肴，这样，盐吃得多了，血压也就不怎么稳定了。

老方的情况可以理解，嘴里总是淡淡的没有味道，确实挺难受。如果有既能吃得有滋味又能控制血压的好办法就两全其美了。于是我给老方提供了一个偏方，让他每日吃了咸东西后，再吃一根香蕉。这样既可以享受口福，又能保持血压稳定。

香蕉对老年人来说是个好东西，一般人只知道它能通便，却很少有人知道它还有辅助降血压的功效。香蕉富含钾元素，一根香蕉约含400毫克钾。现代研究发现，人体内的钾每增加一个浓度，就能抵消三个浓度盐的升血压作用，具体原因有两个，一是钾促进了盐的排泄，二是钾本身也有部分扩张血管的作用，所以饭后一根香蕉，便能事半功倍。

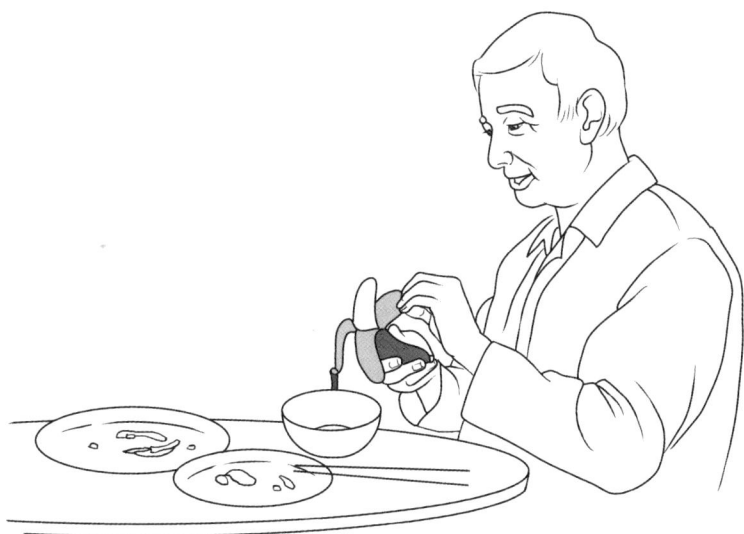

饭后吃一根香蕉，益处多多

对于控制血压来说，增加钾的摄入与限制盐的摄入，这两个方法的效果是相似的。长期摄入钾也可以减少降压药的用量。有研究把高血压患者随机分成两组，实验组按要求增加膳食中钾的摄入量，对照组则保持以往的饮食习惯不变。一年后发现多摄入钾的那一组患者中，有81%的患者仅需要原先一半的降压药量，甚至有38%的患者不需要再服任何抗高血压药物，血压也能保持稳定。相比之下，对照组中仅有29%的患者能把降压药用量降到原来的一半，仅有9%的患者能不吃降压药。

多摄入钾，除了降血压，还可以防脑中风。有一项研究对9800名患者进行了20年的调查，最后经过回归统计分析，发现脑中风和钾之间有密切的关系：每日钾的摄入量较低的人，脑中风的危险性明显增加，但如果每日摄入钾能达到1500毫克以上，脑中风的危险性就低很多。其原因是钾能降血压，血压控制好了，脑中风的危险性自然就会降低。

吃钾保健有着极悠久的历史。科学家们在研究一些原始部落时发现一个有趣的现象，他们也吃很咸的东西，但是得高血压、脑中风的概率却极小。一开始研究者也搞不明白，后来发现了其中的奥妙，这些大森林里的原始部落附近并没有盐井，吃不到氯化钠（也就是我们平常吃的食盐），但他们用草木灰当盐用于调味。经研究发现，草木灰里含有氯化钾，吃起来也是咸咸的，味道和我们吃的食盐没有什么区别。

老方依言每日在饭后吃上一根香蕉，两个星期后他告诉我，他的血压果然恢复平稳了。吃钾没有什么副作用，不用担心。如果吃多了香蕉补多了钾，倒是要担心一下，会不会引起血压偏低呢。

除了吃香蕉，还有一些富含钾的食物值得推荐，蔬菜中有菠菜、小白菜、油菜、雪里蕻；豆类中有豌豆、毛豆及土豆；水果中有橘子、桃、葡萄；此外，还有蘑菇、紫菜、海带、木耳等。平常多吃这些食物，就能保证补充足够的钾了，多吃也不用担心副作用。

28

夏天易困、易疲倦？都是汗水惹的祸

> **症状：** 夏天容易产生疲倦感。
>
> **偏方：** 每日吃一个橘子，或者喝一杯橘子汁，出汗特多时加量。另
> 外，将橘子皮或陈皮泡茶配合饮用。

　　年轻健壮的高先生是一名网站记者，经常外出采访。他有个小毛病，就是夏天里容易犯困。有一次他约好了人，赶赴约会地点时，他在公交车上犯困睡着了，结果睡过了站，背包也被划开一个口子，里面的手机、钱包都不见了。民间有俗语说"夏日炎炎最好眠"，夏天天气热，工作时消耗的能量多，因而容易犯困，特别是像高先生这种经常出去采访，还要加班赶稿子的人更是如此。

　　夏天容易疲劳与体内钾偏低有关，天热人就容易多汗，汗水中除了有钠元素，还有钾元素。天气热，人的食欲也会下降，这样一来从食物中摄取的钾也就少了。另外，体内能量代谢时需要钾的参与，所以工作强度大，钾的消耗量也就大，几个因素加起来，夏天人体钾含量就容易不足。

钾对于维持人体的神经兴奋性很重要，体内缺钾就容易精神不振，疲倦犯困，甚至会引起手脚肌肉无力，严重的还会出现心律失常、心脏停跳乃至呼吸肌麻痹等现象。曾经有个货车司机，为了省汽油没开空调，加上连续赶路，出了很多汗，在市区遇到红灯踩刹车时发现自己手脚无力，幸好副驾驶员眼疾手快，拉了手刹才避免发生事故。到医院一检查，发现是低血钾，需要立即补充钾水，才能缓解症状。

针对夏天容易犯困的人，我向大家推荐一个很好的老偏方：吃橘子。

吃橘子为什么对夏日疲倦有效呢？因为它含有丰富的钾，能为人体补钾，而且橘子是酸的，既能提神，又可以开胃。胃口好了，吃的东西多了，钾就补得更充足了。橘子皮里还含有黄酮、新陈皮甙、柑橘黄甙、橙皮黄素等成分，具有抗缺氧、抗疲劳的效果，所以用橘子皮泡水饮用，能起到更好的效果。不过，考虑到现在的水果在种植时，不可避免会打农药防虫害，所以用橘子皮泡水前，一定要注意冲洗干净。

高先生来医院里采访，和我聊天的时候问起如何治疗犯困的毛病，我就建议他多吃橘子。他回去试用后，果然觉得精力充沛了不少，食欲也大增了。

出门在外，如果不方便吃橘子，就直接买果汁，如橙汁、葡萄汁等，因为这些果汁里都含有钾元素。普通的蒸馏水、可乐就没有什么补钾的功效，甚至有研究认为，大量地喝可乐，还可能引发低钾血症的发生。

另外，人体低钾除了因夏天出汗、食欲差、能量消耗多引起，还要注意可能由甲亢病引起。那位夏天犯困的货车司机最后就被查出来他的病根是甲亢病，甲亢本身就可能导致低血钾，再加上他当时大量出汗，赶路途中没吃好饭，所以导致了严重的低钾血症。不少甲亢患者就是由于钾过低导致全身无力，最后是去了医院才被检查出来的呢。

29

防治冠心病，萝卜、醋豆显神通

> **症状**：胸部隐隐作痛、心绞痛等。
>
> **偏方**：1斤黑豆（或者黄豆）煮熟，配1公斤米醋腌制后，一日三餐当菜常吃。

　　冠心病属于心脑血管病，是老年人最常见的一种缺血性心脏病，这个病对生命的威胁极大，不可等闲视之。早期的冠心病患者只是胸部有紧压感，隐隐作痛。随着病情的发展，到了后期，发生冠状动脉严重狭窄时，就会频繁地出现心绞痛，甚至发生心肌梗死。那时候通常需要进行冠状动脉支架手术，而且手术费用十分昂贵。

　　陈大妈是我诊治过的一位冠心病患者，几年前因为胸闷胸痛住院，诊断出有冠心病。医生给她开了降脂药和阿司匹林，让她长期吃，以避免心脏的冠状动脉进一步狭窄。但陈大妈因为胃不好，吃了一段时间后就觉得胃痛，医生说估计是阿司匹林的副作用，又给她换了氯吡格雷。换药后，陈大妈胸口虽然不痛了，但十几块钱一粒药却吃得让她心痛！

她吃了一段时间，看心脏没什么事了，因为心疼药钱，就停了药，结果过一段时间后又复发了，几年来住院加平常吃药已经花费五六万元。陈大妈没有单位报销医药费，也没有参加医保，住院吃药完全自费，令她很是苦恼。听说我有不少花小钱就能治大病的偏方，于是她专门来找我。

我告诉陈大妈，之前医生给她开的药没有问题，都是防治冠心病的正规治疗药物。但如果她经济比较拮据，长期买贵药负担不起，可以试一下醋豆的偏方，一日三餐拿它当菜吃，也是一个不错的选择。

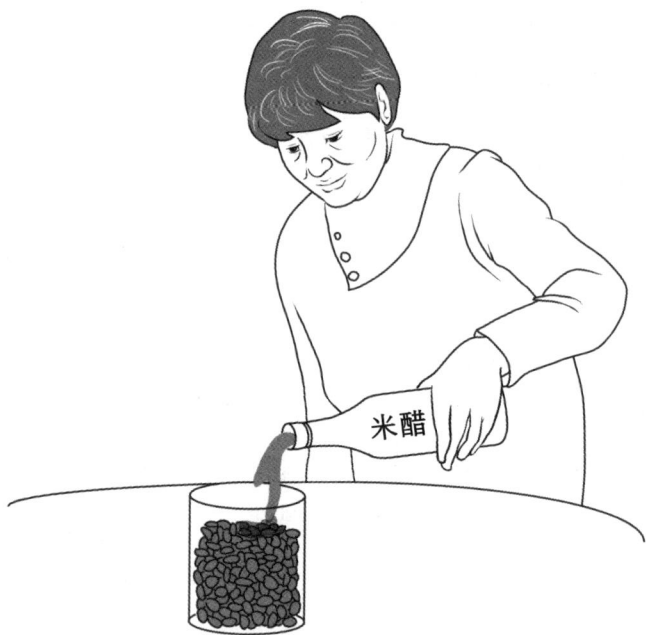

米醋泡制黑豆当菜吃，防治冠心病

醋豆的具体做法很简单，买1斤黑豆，去除杂质、坏豆，洗净晒干，煮熟后放到玻璃罐头瓶或者小瓦罐里；买1公斤9度米醋，将米醋倒入装有黑豆的容器中，直到黑豆完全被米醋淹没，之后将瓶口封严，半个月后就可以拿来吃了。如果没有黑豆，用普通的黄豆也行，效果也差不多。

吃豆，尤其是吃黑豆有着悠久的历史。在《本草纲目》里记载了一位名叫李守愚的老寿星，他的长寿秘诀就是每日早晨就水吞服生黑豆二七枚（十四颗），谓之"五脏谷"。不过生吃黑豆口感不好，难以下咽，煮熟后再用醋腌制，味道就好了很多，容易让人接受。

醋泡黑豆可以防治冠心病，主要是豆在起作用，具体原因有两个。

一个原因是，豆里含有异黄酮。美国40～69岁女性的心血管疾病病死率是日本同龄女性的8倍，因为美国人每日食用含异黄酮的食物较少，而日本人喜欢吃豆子，摄入的异黄酮能达到美国人的5～10倍。异黄酮可以降低血脂，还能直接作用于血管平滑肌，抑制平滑肌细胞的增殖，避免动脉血管上的斑块进一步增大；它还具有类似阿司匹林的效果，能抗血小板聚集，避免血栓形成。

大豆中含有的异黄酮对于引起动脉硬化的基因也有调节、抑制的作用，正是因为有这些好处，临床上已经研制了一种药品豆苷元片，其主要成分是从大豆中提取的异黄酮，用于治疗冠心病。测量结果发现，豆类中的黑豆与黄豆相比，黑豆的异黄酮含量更高，这就是为什么泡醋豆首选黑豆。

另一个原因是，豆类含有丰富的亚油酸、亚麻酸，这些都是不饱和脂肪酸，吃进人体后能与血液中的胆固醇结合，生成熔点很低的酯。在前面的偏方中我提到过，多吃海鱼能防治动脉硬化，就是因为海鱼里含有大量的不饱和脂肪酸。豆子用醋泡过之后，能显著提高其中不饱和脂肪酸的含量，所以更有保健意义。

陈大妈回去后马上腌制了一罐子醋豆，每日三餐当菜下饭。半年后再见到她，整个人的气色好了很多，脸色健康红润。

30

防哮喘有高招，巧洗鼻子就能好

症状： 呼吸困难、胸闷或咳嗽。

偏方： 每日用盐水洗鼻至少一次，如果空气污浊，还应该加量。

哮喘是临床常见病，发作的时候患者呼吸困难、胸闷或咳嗽。据统计，全世界大概有1.5亿哮喘病患者。

随着医学的发展，如今控制哮喘病发作已经容易多了，拿瓶气管扩张剂吸一吸，很快就能平喘止咳。但如何预防哮喘病的发作，目前还是个难题。现在世界上公认预防哮喘病的有效方法是长期吸入小剂量的激素，这对控制哮喘病发作非常有效，但很多人因为担心激素的副作用，除非迫不得已，否则不太愿意接受。

我最近接诊的一位五保老人，得哮喘病好几年了，她住在城乡接合部，平常喜欢搬把椅子坐在家门口晒太阳，看着满街跑的小孩子们或逗他们玩。有一次她和孩子们玩耍的时候，突然哮喘病发作，"呼呼"地大声喘气，把孩子们吓得大哭。自此之后，孩子们见到她都躲着走，不敢再接近她了。村民们以为她有什么传染性的怪病，也不准孩子们找她玩，怕她把病传染给孩子们。更过分的是，要是见她拿东西给小孩吃，父母还会把孩子狠骂一通。

我很同情老人的遭遇，我想我要尽量治好这位五保老人的病，让她的晚年生活少一些痛苦，多一些温情。我给她检查完，发现她不但有哮喘的毛病，还有过敏性鼻炎，时不时就会鼻子痒和流鼻涕。她自己并不把这些情况当回事，以为只是普通的感冒症状。

她经常看电视，也知道一些医学知识，一听我说控制哮喘最好的办法是吸激素，就直摆手。这我能理解，毕竟年纪大了会骨质疏松，吸激素更容易加重骨质疏松症，所以吸激素治哮喘并不是最好的疗法。既然老人不想用激素，我就给她介绍了一个既安全又无副作用的偏方：每日在洗脸的时候清洗鼻腔。这个方法很简便，容易长期坚持。

洗鼻子治哮喘是有科学根据的。就中医理论来说，肺开窍于鼻，因此鼻与肺有着密切的联系，即所谓的"肺鼻同治"。现代医学研究发现，80%以上的哮喘患者同时患有过敏性鼻炎，而过敏性鼻炎患者日后发展为哮喘的概率是正常人的5倍左右。患有过敏性鼻炎并伴有哮喘的患者使用了治鼻炎的药后，不仅控制了鼻炎，哮喘发作的频率也明显下降，据此，医学界提出过敏性鼻炎和哮喘是"同一个气道，同一个疾病"的治疗理念。

为什么过敏性鼻炎会导致哮喘呢？目前有以下两种解释：一是认为鼻腔存在着哮喘病产生区，鼻腔有炎症时，受刺激会引起神经反射，使气管收缩痉挛，导致哮喘发生；二是当过敏性鼻炎发作时，鼻腔会有很多鼻涕，阻塞通气，这时人就会不自觉地张口呼吸，结果空气没有经过鼻腔的过滤，空气中的细菌就直接由口腔进入了肺脏，空气中的污染物、过敏原就会直接对气管产生刺激，进而引发哮喘。另有研究发现，鼻腔内的炎性物质会被吸入，或者流入气管里，导致气管过敏，发生哮喘。采用温盐水清洗鼻腔，目的是及时洗刷鼻子里的鼻涕、炎性物质、脏东西和过敏原。这种方法本身就是治过敏性鼻炎的一个方法，同时也能预防哮喘发作。

　　这位五保老人每年都会来找我一两次，主要是做体检，看看身体有没有什么问题。我问起她的哮喘和过敏性鼻炎，得知她自从依照我教的方法行事后，两年来只发作过一次，治疗效果非常不错。

31

睡不香，"睡咳"真是折腾人！

症状：外感咳嗽，影响睡眠。

偏方：①喝蜂蜜，徐徐咽下。

②口含生姜片。

③吃烤橘子。

我小时候曾和外婆住在一起，有一段时间我的身体比较虚弱，经常感冒咳嗽，咳起来没完没了，特别是在晚上，咳得所有人都睡不着觉。当时，外婆用了一个偏方来治我的咳嗽：睡前给我喝一勺蜂蜜，要我含着，慢慢地把蜂蜜咽下去。每次用过这一招后，我就能渐渐睡去，咳嗽症状也减轻了很多。

后来我学医了，在文献中发现国外竟然也有使用蜂蜜治咳嗽的偏方。美国宾夕法尼亚州的一家医院甚至专门对此做了一项研究，招募了一批患感冒咳嗽的儿童，给他们的父母分发不同的药袋：有的药袋打开之后是空的，什么药都没有；有的是含有美沙芬成分的感冒镇咳药；有的则是蜂蜜。随后观察孩子们吃不同药的咳嗽治疗效果，试验的结果出乎所有人的意料——用蜂蜜来止咳的效果最为理想！看来，蜂蜜真是家中宝啊！

蜂蜜黏性大，它会在经过喉咙时覆盖在咽喉发炎的地方并形成一层膜，另外，因为蜂蜜含糖浓度高，含水分浓度低，是一种高渗透性的溶液，所以水分含量多的细菌就会被渗透，最终脱水死亡。因此，当蜂蜜流过咽喉部位的覆膜时，能对咽喉部进行消毒、杀菌，并降低炎症反应，使咽喉受损处尽快修复。

还有一个含生姜片止咳的偏方可治睡咳，具体方法是：将生姜洗干净，先切去一小块，使生姜有一个平整的切面，再切1～2毫米厚的薄片，然后将1～2片姜含在嘴里腮帮的侧边。刚开始，嘴里会有麻辣感，不过很快就会适应。一旦嗓子发痒想咳嗽，就用牙齿轻轻咬一下生姜，姜汁马上就和唾液混在一起，慢慢咽下，就能发挥止咳作用。一般情况下，咳嗽是因为受了风寒引发，生姜性味辛辣，能散发寒气。现代研究发现，生姜里含有姜黄素，有抑制炎症反应、抗过敏作用，对于咽喉发炎、咽喉过敏以及发痒咳嗽都有很好的疗效。

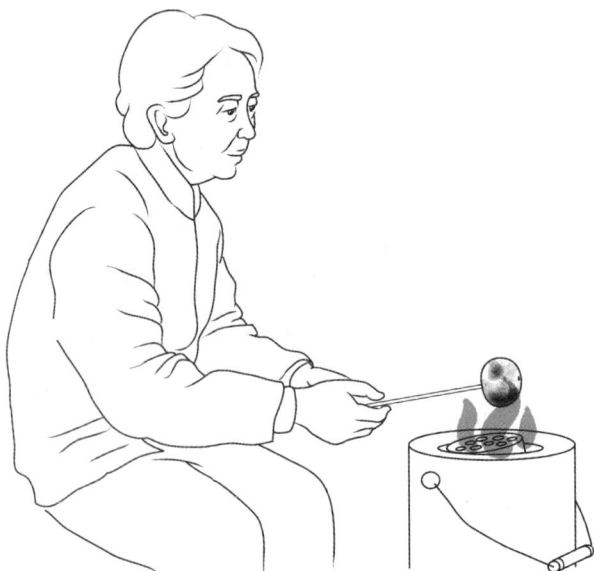

吃烤橘子可止咳化痰

此外，烤橘子这个偏方也值得一讲。首先要把橘子洗净晾干，然后靠近炉火，不断翻动，待橘皮变干微焦后，稍冷即食。这个偏方看起来会令人觉得奇怪，说白了其实也很简单。大家都知道陈皮这味药具有化痰止咳的显著效果，陈皮就是由新鲜橘皮炮制而成，而且越陈越佳。新鲜橘皮通过火烤后，相当于鲜橘皮在火的作用下快速地变成了陈皮，所以对付外感咳嗽有不错的效果。

32

治疗心悸、心慌，还得从"补气"下手

症状：心律失常。

偏方：黄芪15克，开水冲泡后每日代茶饮用，一个月为一疗程。

几年前，王小姐得了病毒性心肌炎。一开始她以为是普通的感冒，吃了两天感冒药，鼻塞、流涕的症状虽然消失了，但还是胸口闷，还有明显的心慌、心悸症状。

这种病虽不常见，但碰上了还真是个麻烦。经过治疗，她的心肌炎是痊愈了，却遗留下了心律失常这个毛病。一工作她就觉得紧张、身体疲倦，生气时也会有明显的心慌、心悸和胸口疼痛，一休息好了，平常又完全没有症状，心跳也十分正常。医生说这只是患心肌炎后出现的偶发早搏（异位起搏点过早冲动而引起的心脏搏动，为最常见的心律失常），也没有什么好处理的，只是叮嘱她要注意休息，避免情绪波动。王小姐觉得很不甘心，难道以后得像林黛玉那样，不能气着、不能累着吗？听说我有不少治病的小偏方，她就专程来找我看看。

我告诉王小姐，偶发的心脏早搏确实不提倡用抗心律失常的西药去干预，因为这类药物副作用较大，但可以用中药调理心脏早搏，起效虽然慢些，但起码安全且无副作用。我给她推荐了一个简单的偏方：黄芪15克，开水冲泡后每日代茶饮用。

黄芪是有名的补气中药，有"补气诸药之最"的美誉，像王小姐这种患心肌炎后出现的心律失常，按中医看来就是病毒外邪感染，损伤了心气，用黄芪来补益心气正好合适。黄芪里含有的黄芪总黄酮有抗心律失常的作用，它还能增加心肌营养，起到强心效果。因此，不论从中医还是西医理论来说，这个简单易行的小偏方都是很适宜的。

王小姐按我的方法每日泡黄芪水喝，一个月后回来复诊，告诉我确实觉得有效果。以前她正常上班的话，每个月平均有2～3次心慌、心悸的症状发作，但近一个月却只发作了一次，发作时症状也比之前明显减轻，稍微休息就消失了。她继续用这个偏方，连喝了3个月，心慌、心悸的症状就完全好了，再也没有复发。

黄芪确实是个好东西，除了能治心律失常外，还有提高免疫力的作用。此外，黄芪的抗衰老和强壮功能也得到了科学研究的证实。有个试验用来研究人体细胞的生长寿命，结果发现，如果不使用黄芪，细胞在分裂繁殖到第61代时就会自然死亡，但使用黄芪后，能延长至第88～89代才死亡。所以，普通的健康人也可以用黄芪泡水当茶喝，用来补气、提高免疫力和强体延寿。

倘若整天喝黄芪水喝腻了，还可以做黄芪粥来吃。每次煮粥时一般用黄芪30克左右，配上1斤米，小火炖熟即可。黄芪粥有着悠久的历史，宋代苏东坡在他的《立春日病中邀安国仍请率禹功同来仆虽不能饮》一诗中，有"黄耆煮粥荐春盘"一句，"黄耆"即黄芪，讲的就是黄芪粥，可见这是一个很老很老的老偏方，在宋代就已经流行了。

33

快快乐乐巧治消化道溃疡

> **症状：** 胃痛、胃胀、消化不良等。
>
> **偏方：** 新鲜大蒜一头，新鲜生辣椒（绿色，尖头）一个，一起捣成泥状，可以适量加点盐、酱油、香油调味，午饭和晚饭时进食。

　　我的表弟因为跑业务，生活很不规律，工作压力也很大。大概半年前开始觉得胃部隐痛，一直没放在心上，以为忍一忍就过去了，但这两周却痛得厉害，只好去医院看病，做了胃镜检查才知道是得了胃溃疡。但他没有拿医生给他开的药，而是把医生开的处方拿来找我，因为药价太高，他怀疑是黑心处方。

　　我将处方细看，上面开了三种药，前两种药是克拉霉素和阿莫西林，这是两种抗生素，用来杀细菌的。因胃溃疡和十二指肠溃疡与幽门螺杆菌这种细菌密切相关，把这个细菌杀死的话，溃疡病就很容易好了。最后一种是奥美拉唑，这是降低胃酸分泌的药物，用它的原因一是胃酸增多是胃溃疡和十二指肠溃疡的发病原因之一，二是因为抗菌素是怕酸性环境的，所以胃酸一多，抗菌素的效力就会大打折扣。减少胃酸分泌，也是为了让前两种抗菌素发挥最大的作用。综上所述，其实这个处方并不是黑心处方，而是消化性溃疡常用的"三联疗法"。

不过我理解表弟的心情，他刚出来工作没多久，进口的奥美拉唑，一粒要十几元，对他确实是个负担。我告诉表弟这个药方没有问题，而且效果是肯定的，如果嫌贵的话，可以尝试一个很便宜的土方子。

具体方法是：新鲜大蒜一头，新鲜生辣椒（绿色，尖头）一个，一起捣成泥状，可以适量加点盐、酱油、香油调味，午饭和晚饭时各吃一次。如果不乐意花时间捣成泥，那一口大蒜一口辣椒吃下去也可，或者切成丝吃也行，看自己的饮食习惯而定。

表弟半信半疑，我告诉他这方子看上去平淡无奇，却是有科学依据的。首先说这个辣椒，普通人认为狂吃辣椒会伤胃，但科学研究发现，吃适量的辣椒是养胃的。因为辣椒里面含有一种叫作"辣椒素"的成分，现代研究发现它能够制止胃酸的分泌，使胃酸的量减少，也就是说可以在一定程度上起到上面讲的"奥美拉唑"药物的作用，能够使胃酸分泌量下降25%。不过研究也发现，辣椒素量不宜过大，一旦过量就会"过犹不及"，反而引起胃酸分泌增加——所以民间说"辣椒吃多了伤胃"，这话也没有错。

至于大蒜，在这里发挥的是杀菌作用，起到上面处方里克拉霉素和阿莫西林的类似效果。对于幽门螺杆菌这种细菌，试验研究发现大蒜里含有的大蒜素能够对之进行抑制和杀灭，而且抑菌率可以达到92.2%。但是大蒜素这个成分是不稳定的，对温度很敏感，如果把大蒜放锅里加热炒熟，那么里面的大蒜素基本上就全变质，甚至消失，所以要用大蒜来治这个胃病，生吃效果才最好。

生辣椒加大蒜这个土方子的效果和正规的药方比较如何呢？有研究专门作过对比，找了105个溃疡病患者做试验，其中42人每天吃一头大蒜加一个辣椒，同时加点很便宜的雷尼替丁西药（主要用于减少胃酸分泌）；另外63个人则是按正规的治疗药方，服用两种抗生素与奥美拉唑。一个月之后，两组患者来比较疗效，结果发现吃大蒜、辣椒加雷尼替丁这一组患者，治愈率是90.5%，另外一组用正规方法的是95%。排除掉雷尼替丁的作用，可以推理出生大蒜加生辣椒的效果，估计也有80%，考虑到它低廉的价格，这个效果还是挺令人满意的。

表弟听我说完欢天喜地回去了，一个半月后他打来电话，告诉我他的胃痛已经完全好了，而且现在他很喜欢吃大蒜和辣椒，觉得口味很好，几天不吃还会惦记呢！

生大蒜加辣椒这个方子除了能治溃疡病，对慢性胃炎也有一定的效果。因为胃溃疡和慢性胃炎虽然是不同的两种病，但是在发病机理上却有很多的相似之处，所以能治胃溃疡的方子，一般对慢性胃炎也有效，两者颇有相通之处。

34

治好类风湿性关节炎，想坐就坐，想走就走

症状：关节肿胀、关节疼痛等。

偏方：每天喝一杯鲜木瓜榨成的汁，或者吃木瓜，需长期坚持。同时，可以减少药物用量。

  李女士10多年前就患有类风湿性关节炎，需长期吃止痛药、免疫抑制药，敷各种外用药膏，病情虽控制得不错，但肾功能却出现了异常。医生告诉她，这是那些治类风湿药，尤其是免疫抑制剂带来的副作用，如果再吃的话肾脏就会有危险。医生的警告让她不得不停药。停药后，李女士的肾功能慢慢好起来了，但关节痛又发作了，她只好忍着，关节实在疼得受不了时，就吃药控制，可那药一吃多，肾功能又衰弱了。

  她只好再次来我们医院就诊，进了肾内科住院部。肾内科的同事们很了解她的病情，也不敢用太多药来控制她的关节痛，就请我去看看。我去的时候，见李女士躺在床上，有一个保姆陪在她身边。由于关节肿胀疼痛，她连起床都要保姆扶一把才成，扶她的时候，手碰到她身上，她就痛得要命。而且，

她很怕冷，明明是夏天，还要开电暖炉才觉得舒服，这倒把她的保姆热得满身是汗。

类风湿性关节炎与基因缺陷有很大的关系，得从基因层面上着手才有可能根治，但现在治疗技术还不够先进，所以类风湿性关节炎可以说是一种无法彻底根治的疾病。

据统计，如果不采取治疗，或者治疗不规范的话，类风湿性关节炎在5～10年内的关节残疾率达60%。现在医学界对类风湿性关节炎的治疗是以控制关节处的炎症，尽量避免关节炎恶化后出现残疾为原则，要达到这个目标，患者确实应该长期服药。如果见症状稍有好转就停止治疗，是很不明智的做法。一般情况下，即使你感觉不到关节处疼痛肿胀，其实仍然有炎症，一直在暗处破坏、损伤着你的关节。

针对李女士不能吃药的状况，我告诉她一个可以辅助治疗的食疗方法，就是吃木瓜。每天喝一杯鲜木瓜汁，或者直接吃木瓜，但这也需要长期坚持，才能对类风湿性关节炎产生疗效。

类风湿性关节炎的规范化治疗主要使用两类药物：消炎止痛药和免疫调节药，木瓜里恰恰含有这两种药效成分。宋代名医许叔微在《普济本事方》中记载了一则有趣的故事：安徽广德人顾安中外出，突然腿脚肿痛，不能行走，只好乘船回家。在船上，他将两脚放在一包装货的袋子上，下船时发现自己腿脚肿胀疼痛竟然好了许多，感到十分惊奇，就问船家袋中装的是何物，船家回答是木瓜。顾安中回家后，就买了一些木瓜切片，装于袋中，每日将脚放在上面，不久，他患的腿脚肿痛病就痊愈了。这个故事说的就是木瓜有消炎镇痛的作用，而现代研究发现，木瓜的消炎止痛功效主要是靠木瓜中的木瓜苷来实现的。

除了消炎止痛，木瓜还具有一定的免疫调节作用。类风湿性关节炎实际上是一种免疫系统疾病，免疫细胞敌我不分，将自己的关节当成了敌人反复攻击，这才使得关节反复出现炎症、疼痛、肿胀。在类风湿性关节炎的治疗上，消炎止痛药只是一种辅助，只有免疫调节药才能真正地治本，避免关节炎恶化导致关节残废。木瓜里的免疫调节成分，加上消炎镇痛成分，两者搭配，长期食用，便能收到非常理想的治疗效果。

针对不想或不能吃药的类风湿性关节炎患者，还可以自行艾灸治疗。这个方子的效果很好，就是操作起来比较麻烦，最好在医生指导下进行。具体方法是：拿一根药艾条，点燃后悬空在穴位（腹部的关元、气海，腰部的肾俞，腿部的足三里）上方，以温热、不烫的感觉为宜。每个穴位艾灸10～20分钟，每日艾灸1～2次。

在中医看来，类风湿是正气、阳气不足，复感风、寒、湿邪所致。艾有温经、祛湿、散寒、消炎的作用，而肾俞、气海、关元、足三里都是补益的穴位，用艾灸这些穴位，能直接给人体补充阳气，提高人体正气，驱邪外出，从而达到良好的效果。

一个多星期后，李女士打来电话说，她现在每天喝一杯鲜榨的木瓜汁，再加上艾灸，类风湿性关节炎已经减轻不少了，再也不用吃药了！

最后要提一句，用青木瓜要比成熟的木瓜效果好，原因是前者所含有效成分更多。但美中不足的是，青木瓜汁喝起来口感上会差一些。

35

蒲公英泡水可治缺铁性贫血

症状：疲劳、乏力、面色苍白、头晕等。

偏方：①蒲公英30克泡水饮用，每日3次。

②三红汤：红枣7枚、红豆50克、花生红衣适量，三味共熬汤，每日1次。

缺铁性贫血是由于体内铁元素不足，致使用于合成血红蛋白的铁缺乏而引起的。该病是全球性疾病，在临床上十分常见，据世界卫生组织调查，现在全球有4亿～5亿人患有此病。

廖女士30多岁，是市图书馆的管理员，她的老家在有名的茶都福建安溪，有喝功夫茶的习俗。我去图书馆时，总会见到她在泡茶喝，我提醒她，茶叶含有鞣酸，会与肠胃道里的铁元素结合，可能会导致体内的铁不足，引起缺铁性贫血。

廖女士从小就有喝茶的习惯，对我的提醒也没太往心里去。后来，单位组织员工体检，廖女士被查出贫血，并且真的就是缺铁性贫血。体检中心的医生给她开了补铁的药吃，但连续吃了补铁剂一个月，再复查血常规，贫血状况基本上没有任何改善。她这才慌了，连忙找到我来问诊。

我详细问了相关情况，给她仔细做了检查，开了一个偏方：用蒲公英泡水喝，每日3次。廖女士问我："蒲公英不是清热解毒的吗？能治缺铁性贫血吗？"我让她先喝两个星期试试看，那个补铁药也不能停，一起吃。

廖女士见我很有信心的样子，就没有再细问。她依言行事，两个星期后复查血常规，果然有了效果，廖女士的血色素往上升了8克！她很高兴，要我解释一下用蒲公英治缺铁性贫血的原理，她说她平时也翻翻医书，却从来没有看过这个偏方。

其实，自古以来并没有蒲公英补血的说法，用在廖女士身上，根本不是为了给她补铁补血的，而是为了治她的胃病。我得知她的胃部有时候会不舒服，胃胀、泛酸，而且在按压时也会有点压痛，于是，我想到她的缺铁性贫血可能不是因喝茶多引起的，很有可能是因为胃吸收不了铁，所以任她怎么吃补铁剂都没有效果。

临床调查研究发现，引起缺铁性贫血最主要的原因就是胃病，胃病导致铁吸收不足，而胃病主要与幽门螺杆菌感染有关。古医书就记载了蒲公英对胃病有效，如清代《外科证治全生集》载："蒲公英瓦上炙枯黑存性，研末火酒送服治胃脘痛。"现代研究发现，蒲公英中含有铁元素，经常用蒲公英泡水喝，有利于促进机体血红蛋白生成。蒲公英既能抑制和杀灭幽门螺杆菌，又能修补胃黏膜的损伤，所以对胃病有不错的疗效。胃好了，铁吸收强了，所以这补铁药吃进去就能发挥作用了。

听我说完，廖女士恍然大悟，还让我给她开点真正补血的中药来调理一下，可以更快地治好贫血。我给她推荐了三红汤偏方，这个偏方做法如下：红枣7枚、红豆50克、花生红衣适量（如果没有花生衣，用花生也可，但不能去掉花生衣），三味共同熬汤，连汤共食之，每日吃一次。红枣性平，补脾益气，所含的多糖成分能促进造血功能，对红细胞、白细胞、血小板功能均有提升作用。红豆性平，有健脾之效。研究发现，花生衣能增加血小板的含量，同时可促进骨髓的造血功能。三红汤并不是为了补铁，而是起到增加营养、补益身体的作用，促进血色素的合成、代谢，加快补血的速度。

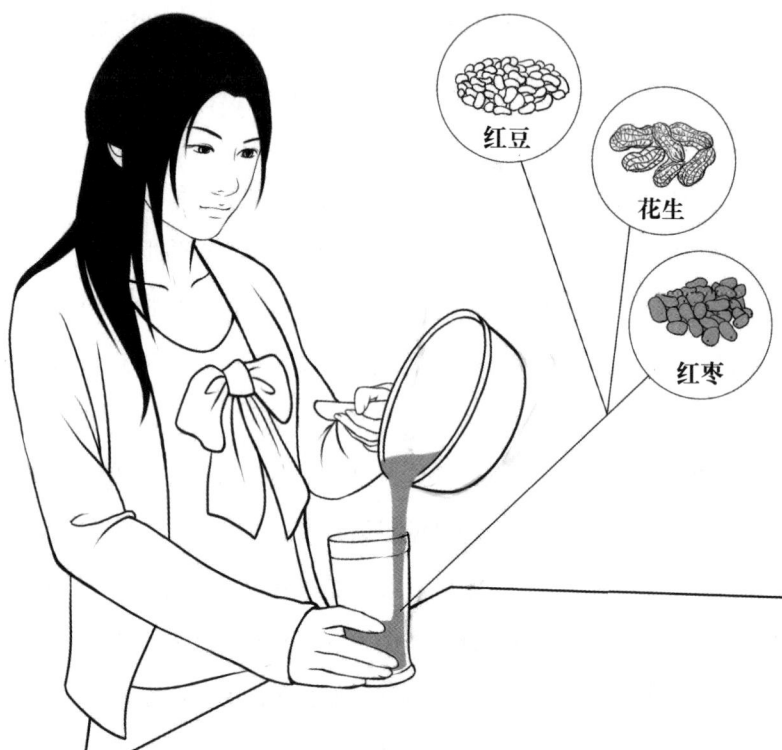

用红枣、花生、红豆熬三红汤补血气

　　廖女士按照我说的去做，两个月后复查，血色素已经完全恢复正常了。我又告诉她可以用铁锅炒菜来增加菜肴中的铁元素，常吃点菠菜、猪血等增加铁元素的摄入，喝淡茶而不要喝浓茶。她掌握之后，至今没有出现过贫血症状。

36

适当补补钙，就可以防止肾结石复发

症状：腰部疼痛、血尿等。

偏方：每天吃1粒钙片。

家乡的一个亲戚得了肾结石，刚做过碎石治疗。他却依然忧心忡忡，因为他有个朋友也做过碎石治疗，没过几年，又长出了新的结石，他怕自己也会和那个朋友一样，于是打电话来问我如何避免肾结石复发。

我告诉他这是个世界性难题。在21世纪，得了肾结石治疗起来并不困难，但是要预防它的复发，彻底根治却不容易。肾结石的男性患者复发率大概为80%，女性则为60%。肾结石平均大概9.5年还会复发。

这让亲戚心灰意冷，他说既然复发率这么高，就得提前存好钱，到时候再做手术了。我让他不用急，虽然是世界性难题，预防肾结石复发的方法却还是有的，吃钙片就是一个不错的方法。亲戚说结石就是钙，再吃钙片，岂不是会长更多结石了，还谈什么预防？

这也不怪他会怀疑，补钙会长肾结石仿佛已经是常识，甚至连医生都会叮嘱肾结石患者要少补钙。事实上，补钙可以预防肾结石的发作，缺钙反而会加大肾结石发病的概率。

美国有两个地区的自来水含钙量不同，有研究专门比较这两个地区的肾结石发病率，结果发现，自来水含钙量低的地区肾结石发病率反而较高。另外，还有研究发现，经常喝牛奶、吃奶酪和酸奶等钙含量高的食物的人，肾结石的发病率反而比不喜欢吃这类高钙食物的人低将近30%！

为什么补钙反而能预防肾结石呢？因为70%～80%的肾结石是由草酸钙构成的，虽然肾结石中也时常见到磷酸钙的成分，不过磷酸钙一般得和草酸钙在一起才能形成结石。所以，我们要预防肾结石，实际上就是得防着草酸钙形成。

草酸，看它的名字就知道它肯定与草本植物有关，我们平常吃的食物像菠菜、番茄、土豆、茶叶等，里面就含有丰富的草酸。草酸钙结石要在肾脏里生成，关键的因素并不是钙，而是草酸。只有在吸收了大量草酸的情况下，才容易出现草酸钙结石，否则体内的钙再多，也不会形成肾结石。

所以只要能减少体内的草酸，就能预防草酸钙结石，而吃钙片补钙就能达到这个目的。补钙可以把草酸阻挡并排出体外，反之，如果体内缺钙，胃肠道里的草酸就会被顺利吸收。

后来，亲戚按我说的每天吃一粒钙片，他的肾结石就没复发。他去年专门去医院做了肾脏B超，也没有发现异常，他这才确信补钙能预防肾结石发作，心里也像放下了一块石头。

37

猪肝胡椒汤赶跑老年性贫血、记忆力下降

> **症状：** 老年人贫血、记忆力下降、失眠。
>
> **偏方：** 常喝猪肝汤或鸡肝汤，烹煮时放胡椒。

温伯伯退休之后对佛教很感兴趣，在生活中也遵照佛家戒律，不吃荤腥之物，只进素食。退休七八年了，一直身体健康。从今年开始，他却有了一些小毛病，不仅容易头晕，记忆力也开始下降，晚上睡眠也不太好，周围的人都说他脸上的气色差了不少。他以为是衰老的正常现象，于是来找我，想调理一下身体，看看能不能延缓衰老。

我发现他的脸色有点发白，再翻开他的下眼皮看，并没有正常人那种红润的颜色。我连忙让他去验了一下血，发现血色素只有99克／升，这正是他脸色发白、容易头晕的原因。陪同温伯伯一起来的是他的女儿，一听说爸爸贫血很是着急，让我帮她爸爸仔细检查一下，弄清楚血色素为什么会这么低。多项检查完后，排除了缺铁、肾病、肿瘤等常见的贫血原因。我一时也觉得奇怪，后来又仔细问了他的病史，得知温伯伯长期吃素食，我才明白了他得这个病的原

因，随后我给他开的偏方很简单，就是常喝猪肝汤或者鸡肝汤，只需在烹煮时加点胡椒。

温伯伯听了我开出的偏方后，一时想不明白所以然。他女儿似乎有点医学常识，问我：是不是猪肝富含铁质，用补铁来改善贫血？我告诉她并非如此，温伯伯贫血、记忆力下降和失眠，都是维生素B_{12}缺乏引起的，吃猪肝汤、鸡肝汤是因为肝里含有大量的维生素B_{12}，很对症。

维生素B_{12}缺乏在年轻人、中年人身上几乎不会发现，在老年人身上却很容易出现。发达国家中老年人患维生素B_{12}缺乏的概率是12%～40%，在只吃素不吃肉的人群中更容易出现。这是因为人体自身不能合成维生素B_{12}，只能靠吃东西来补给，但维生素B_{12}在植物里几乎不存在，只能从动物身上摄取。维生素B_{12}进入体内后，大量地储存在肝脏里，足够维持5～10年，这也正是温伯伯自吃素后七八年才出现维生素B_{12}缺乏症状的原因。

维生素B_{12}是人体内一个很重要的成分，它参与了神经细胞以及血液中血红蛋白的合成，一旦缺乏就会引起贫血，导致记忆力下降、失眠等症状。所以现在孕妇都强调补充维生素B_{12}，以确保生出来的宝宝聪明灵活、血气充足。近年来的临床研究发现，阿尔茨海默病患者体内的维生素B_{12}明显过低，充分补充维生素B_{12}之后，痴呆的症状便有所改善，而且TCD（经颅多普勒超声）检测也发现脑血流量明显增加。

动物的肝脏里含有丰富的维生素B_{12}。据测量，100克猪肝含有26微克维生素B_{12}，鸡肝更高，100克鸡肝含49微克。人体每日只需要5微克维生素B_{12}，人体肝脏总共也只储存5毫克维生素B_{12}，所以吃猪肝就够用了。

很多人喜欢吃猪肝，又怕吃多了会引起胆固醇含量过高，放胡椒便能解决这个问题。放了胡椒之后，一来味道更好，二来胡椒里含有胡椒碱的成分，它具有降血脂的功效，因此正好能抵消吃猪肝引起的血脂高。

温伯伯和他女儿听完我的解释后非常满意。此后，温伯伯连续吃了三个月的猪肝汤，贫血、头晕、失眠、记忆力差的症状果然全都消失了。他复诊的时候，开玩笑地说，身体是好了许多，遗憾的是对不起佛祖，破了佛家不吃荤的戒律。我安慰他说，破这个戒是为了让身体健康，更好地供奉佛祖。

值得一提的是，维生素B_{12}缺乏并不只发生在吃素的老年人身上，其他老年人一样会出现这种情况，原因不是没有吃含维生素B_{12}的食物，而是吃进肚子后吸收得不好。因为维生素B_{12}需要胃酸作用，才能从食物中分解出来被人体吸收，而老年人由于身体机能衰退，胃酸往往分泌不足，使维生素B_{12}分解得不多，长此以往，就会导致维生素B_{12}缺乏。另外，长期服用双胍类降糖药（糖尿病用药）的话，也会影响维生素B_{12}的吸收。所以老年人应该经常喝点猪肝汤，既饱口福，又可有病治病，无病防病，何乐而不为呢？

38

两种常见草，专治慢性胃炎

症状：胃痛、胃酸、胃胀。

偏方：①取甘草10克，开水泡10分钟后，再加入蜂蜜约1两，搅拌后在饭前1小时喝下，每日3次。

②蒲公英30克泡水服用，早晚各一次。

我行医十几年，按理说见过了不少生老病死，不会大喜大悲，但我也有被患者的故事感动的时候。有一次，我随医疗队下乡义诊，在解答完最后一个患者的问题准备离开时，看见远处有个小姑娘向义诊现场跑来。

小姑娘跑到我面前时，已经是上气不接下气了。小姑娘来自附近村庄，父母早逝，她这么着急地跑来，是为了她姐姐的病。她姐姐又当爹又当娘地照顾她和妹妹，风里雨里，落了不少毛病。

这个小姑娘高中毕业后出去打工，挣了工资，头一件事情就是为姐姐治病。这几天她回家探亲，发现姐姐常常胃痛、胃酸、胃胀，去村里的卫生所看过，说是得了慢性胃炎，但姐姐嫌药太贵，没有开药吃，而是忍着。听说今天来了义诊的医生，小姑娘特地跑过来，也许会有医生可以治她姐姐的病。

她的故事让我感动，可是医疗队带来的一整车药物已经全部发完了，这可怎么办呢？总不能让这么可爱的小姑娘白跑一趟吧。我想了一下，给她开了两个药方，药方中所用到的材料在乡村里很容易找到，而且价格非常便宜。

我给她开的第一个偏方是：取甘草10克，开水泡10分钟后，再加入1两左右的蜂蜜，搅拌后，于饭前一小时喝下，每日3次，连服2～4周。

第二个偏方是：用蒲公英30克泡水，早晚各一次饮用，也是服用2～4周为一疗程。

甘草蜂蜜水这个偏方原理很简单。幽门螺杆菌是产生慢性胃炎的主要原因，而蜂蜜、甘草都有杀菌作用。研究显示，它们对幽门螺杆菌，甚至是对常规抗生素耐药的幽门螺杆菌也有抑制杀灭的效果。另外，蜂蜜味甘，中医认为它有缓止急性胃痛之效，而且含有丰富的营养成分，喝进肚子里后能促进胃黏膜修复、愈合。特别注意要在饭前1小时服用，因为研究发现，如果喝了蜂蜜后马上进食，是会促进胃酸分泌，但饭前1小时服用能减少胃酸的分泌，这对小姑娘的姐姐的反酸水症状很对症。用蒲公英入药方，则是因为现代药理研究表明，它不但有抑制和杀灭幽门螺杆菌的作用，还有修补胃黏膜损伤的效果，所以，用于慢性胃炎同样可行。

治疗慢性胃炎，最关键的是杀灭幽门螺杆菌，现在临床上抗生素的滥用现象普遍存在，幽门螺杆菌耐药性的问题也日益突出。而现代中药研究发现，有多种中药均对幽门螺杆菌有抑制和杀灭作用，其中又以黄连为最强。黄连泡水连服治疗慢性胃炎有效，但黄连最大的问题是泡水后喝起来太苦，很多人受不了这种苦味。幸好还有其他的中药可选择，如甘草、蜂蜜，它们抑制和杀灭幽门螺杆菌的效力虽然没有黄连强，但是口感好，坚持服用也能取得良好效果。

我怕小姑娘不懂操作，特意把我的手机号码留给她，让她有问题时可随时打电话找我。回省城两个星期后，她果然打电话来了，说她姐姐把两个偏方加在一起用，第二天胃就没再痛了。我听了非常高兴，告诉她继续按偏方服用两周才能停药。又过了一段时间，小姑娘告诉我，她姐姐的胃已经完全没事了，现在吃饭胃口好，人也长胖了。

第四章

外科老偏方，巧治日常伤痛

外科疾病总让你坐立不安，解决它们，健康生活！

外科是医院中主要用手术及其相关技术来治疗和预防身体内外疾病的一个医学专科。外科疾病分为五大类：创伤、感染、肿瘤、畸形和功能障碍。本章精选了一些外科老偏方，希望能给你带来帮助。

39

冰水加浓糖浆，治好小烫伤

症状：烫伤。

偏方：先用冰水冲洗，或浸泡烫伤处30分钟，至疼痛感消失，然后用
冰水30毫升加白糖50克配成浓糖浆，将糖浆轻轻涂抹于患部，
保持湿润1～2小时。

　　一天傍晚，邻居领着他的孩子雯雯来找我。孩子吃饭时打翻了一锅热汤，
结果胳膊被烫到了，孩子号啕大哭了起来，家里又没有烫伤膏，邻居连忙带她
到我这里看看。

　　我看了一下小雯雯的胳膊，幸好只是几处小面积的皮肤被烫到。我从冰箱
里拿出一大瓶冰水，把冰水倒进盆里后，让小雯雯把胳膊完全浸泡在冰水里，
一会儿小雯雯就放低了哭声。

　　过了几分钟，邻居拍拍胸口定下神来，于是向我请教这个方法的奥妙。
我告诉他，皮肤烫伤后第一时间的处理原则不是找膏药涂，而是进行冷却和散
热。有冰水的话，就用冰水浸泡烫伤的地方，也可以用冰水浸湿的毛巾敷在上

面，至少要敷半个小时。如果一时找不到冰水，用自来水不停地冲洗也行，这样可以通过水流带走局部的热量，达到冷却降温的效果。

这种冷疗的方法是欧洲冰岛的渔民们最早发现的，与足球运动员受伤后，队医喷液态氯乙烷让局部迅速冷却是同一个道理。通过降低温度使伤口处的血管收缩和组织代谢速度减慢，从而抑制炎症反应，并减轻水肿。另外，低温下皮肤的感受器会变得麻木，因而会起到迅速止痛的效果。

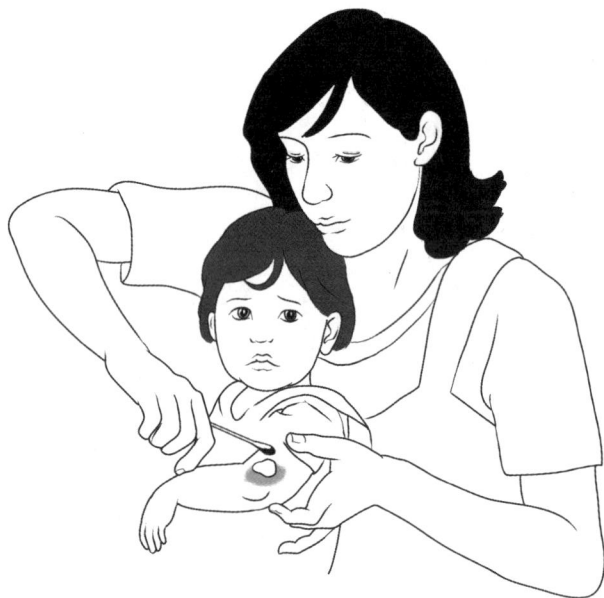

浓糖浆治烫伤，伤口快速愈合

半个小时后，我让小雯雯把胳膊从冰水里拿出来。因为我家里也没有准备烫伤膏，就用碗装了大概50克白糖，倒了30毫升左右的冰水，调成一碗浓浓的白糖浆，然后用棉签把糖浆轻轻涂抹在小雯雯的患部，再裹上纱布固定。

邻居看了很是惊讶，不太相信这么简单的土方法就能治烫伤。我告诉他，烫伤在冷疗处理之后，接下来的工作就是促进伤口愈合以及防伤口感染，而浓糖浆就完全可以达到这些效果。由于糖浆浓度很高，细菌一粘上去，很快就会脱水死亡。另外，浓糖浆里含有大量的糖分，在伤口组织生长、修复的过程中能提供足够的营养，使伤口加快愈合。

我还告诉邻居一个故事。我曾经养过一只小猫，它把爪子伸进了电炉，结果被烫得惨叫连连，当时我就给它先冲了冷水，再敷糖浆，没两天小猫又活蹦乱跳了。

小雯雯听我讲完小猫的故事，嘻嘻直笑。我让邻居睡觉前再给雯雯换一次糖浆，第二天也隔几个小时就换一次药。第二天晚上我去他家，发现小雯雯胳膊上的烫伤已经好得差不多了。

被烫伤的人都担心皮肤上会留疤痕，其实留不留疤痕和怎样治疗没有直接的关系，关键是看皮肤的真皮层细胞有没有受损。一般的烫伤只损伤皮肤的表皮细胞，并不会伤到真皮层细胞。

40

拉单杠治腰痛，坚持是关键

症状： 腰椎退变、腰椎间盘突出、腰肌劳损引起的腰痛，慢性肩背疼痛。

偏方： ①双手拉单杠，双脚尖固定踏地，将腰部往前后均匀摆动，约20次；双手拉单杠，手臂用力把身子撑起来悬空，双脚离地，重复前面的摆腰动作，也做20次。

②倒步行走。

俞先生40岁了，因为工作需要每日坐在电脑面前，常常连上洗手间都没空，慢慢地颈椎、腰椎等地方就出毛病了。

有一次，他痛得要命，去医院拍片，被确诊为腰椎骨质增生，幸好还没有椎间盘突出，住了10多天院，症状消失了。可是出院后不到半年，又发作了。10多年来为了治这个腰痛的毛病，他真的是啥方法都想过了，但无法断根。有时旧病复发，痛得他根本不敢动，稍微动一下就痛得钻心。

后来，他听说中医院的针灸不错，就过来找我。我给他扎了两三次针就把他的病治好了，但他担心会复发，问我如何预防。我告诉他，这个病预防很容易，只要长期坚持拉单杠就行。

俞先生听不明白，我就跟他解释，预防腰痛反复发作就得保护好腰椎，怎么保护呢？总不能天天戴着个腰围吧？腰背部肌肉的作用是维护腰椎稳定，已经算是一个天然的腰围了。现代的研究发现，慢性腰痛反复发作的患者有个特点，就是他们的腰肌力量较弱。腰肌"质量"不过关，无法保护好腰椎，就会反复犯病。拉单杠这个运动，能很好地锻炼腰肌，使之强壮，提升腰肌的"质量"，有助于维持及增强腰椎的稳定性。不过，肌肉的锻炼可不是一天两天就能迅速见效的，如果不长期坚持，那么这个方法一点用都没有。

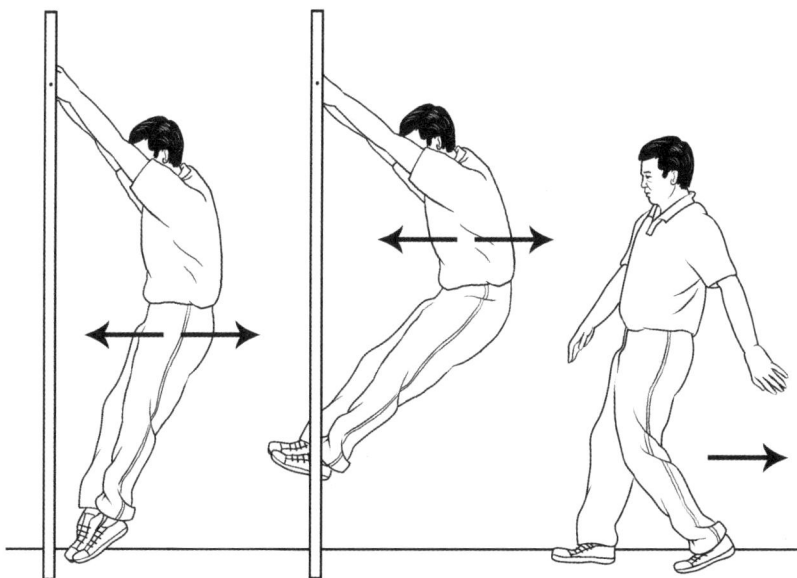

拉单杠、倒步行走能锻炼腰肌，防治肩背疼痛

拉单杠的具体步骤有两个：第一步，双手拉单杠，双脚尖固定踏地，将腰部往前后均匀摆动，约20次；第二步，双手拉单杠，手臂用力把身子撑起来悬空，这时候双脚离开地面，重复前面的摆腰动作，也做20次。当然，我说的20次只是参考数字，每个人可以根据自己的体质灵活变通。

俞先生回家后，直接把自家的门梁当成单杠来锻炼，每日都坚持拉一至两次。皇天不负有心人，拉了几个月后，他感到腰杆子明显硬了起来，一年过去了，腰痛也没有再犯。

其实拉单杠这个方法，不但对腰椎退变引起的腰痛有效，对腰椎间盘突出症也同样有预防作用。凡是做过腰椎间盘手术的患者在出院时，医生或护士一般会叮嘱他们要注意锻炼好腰肌，以防腰椎间盘再次突出。对于腰肌劳损引起的腰痛，这种方法同样有效，因为腰肌劳损的原因是腰肌慢性损伤，导致局部肌肉粘连、痉挛紧张，拉单杠能避免粘连、痉挛的再次形成，对于已经形成的粘连、痉挛也有一定的拉松治疗效果。另外，如果腰肌强壮了，再出现劳损就没那么容易了。

拉单杠这个方法不仅对慢性腰痛有效，对慢性肩背疼痛也有用。慢性肩背疼痛主要是由肩背肌筋膜炎引起的，叫作肩背肌劳损。拉单杠不仅锻炼了腰肌，也拉伸了肩背肌肉，对该病同样有不错的效果。

有研究将慢性肩背肌筋膜炎的患者分为两组：一组教他们进行拉单杠练习，一组不教，放任自流。一年左右后随访，发现差距很明显，每日进行拉单杠练习的患者，很少再有肩背部疼痛症状，而没有拉单杠的那些患者肩背疼复发的就很多。

如果无法做到拉单杠，也可以练习倒着行走，这也是一种锻炼肩、腰、背部肌肉的方法。不过说老实话，它的锻炼效果肯定比不上拉单杠，要锻炼更长时间才会见效。

41

擦伤、割伤，药在厨房

症状：小擦伤，小割伤。

偏方：①先按常规清洁伤口，然后把鱼肝油丸剪破，把里边的油液倒在伤口上，令油液完全覆盖伤口。

②用鸡蛋膜贴伤口，注意把鸡蛋膜中沾有蛋清的那一面贴在伤口上。

③用大蒜膜贴伤口。

　　创可贴是美国人埃尔·迪克森发明的，他曾在一家生产外科手术绷带的公司里工作。他的太太常常在厨房里切到手或烫着自己，因此迪克森决定发明一个方便的绷带，给太太及时包扎伤口。几经努力后终于成功，他所在公司的主管将迪克森的发明命名为Band-Aid，也就是邦迪。后来，邦迪创可贴行销全世界。

　　如果身边一时没有创可贴的话，那还有什么办法可以促进伤口尽快愈合呢？下面我就给大家介绍几种。

第一个方法是用鱼肝油。先按常规清洗处理伤口，再把鱼肝油丸剪破，将里面的油液倒在伤口上，将其完全覆盖即可。人们通常将鱼肝油视为营养品，这确实没错。但如果把鱼肝油中的油性成分覆盖在伤口上，就相当于加了一层保护膜，能起到类似创可贴的保护作用。此外鱼肝油里含有的丰富维生素，能给伤口局部细胞提供营养，促进组织生长和修复，这是创可贴无法具备的作用。

第二个方法是用鸡蛋膜。先把一个鸡蛋洗干净，有条件的话，用75%的酒精给外壳消毒，或将鸡蛋在白酒里泡上一会儿，给鸡蛋壳表面清洁消毒。然后敲开鸡蛋，轻轻扯下蛋壳里附着的那层鸡蛋膜，并贴在经常规清洁后的伤口上，再挤掉蛋膜与伤口之间的空气，使之贴紧。需要注意的一点是，在贴膜的时候，应该把鸡蛋膜中沾有蛋清的那一面贴在伤口上。

鸡蛋膜是接近于生理状态的生物半透膜，有像创可贴一样的保护作用。另外，新取下来的鸡蛋膜上的蛋清含有溶菌酶，能起到杀菌作用，其营养成分也可促进伤口组织的生长、愈合。

大蒜膜也可以用于治疗小外伤。取一瓣大蒜，剥去外皮，可以看到有一层晶莹透亮的薄膜附着在上面。小心地将这层膜取下，然后轻轻贴在经常规清洁后的伤口上。跟鸡蛋膜一样，将大蒜膜紧贴蒜瓣的那一面贴在伤口上，其作用和鸡蛋膜相似，大蒜膜所含的大蒜素成分也能杀菌消毒。

此外，本书治烫伤偏方里提出的浓糖浆也同样有效，这个方法我最早是在《参考消息》上看到的，说阿根廷那边的医生用白糖治疗创伤，效果非常好。其实早在公元前1700年，古埃及就记载有人用这个方法治疗战士的刀伤、外伤。当时我还在读医学院，有着无尽的求知欲，刚好手臂上划了一个小口了，就想亲身验证一下这个偏方到底有没有效果。很有意思的是，流血的伤口敷上糖浆后，血很快就止住了，过了两天再看，伤口就已经完全愈合了。

42

扭伤需消肿，就涂仙人掌

症状：急性扭伤、挫伤。

偏方：取适量新鲜仙人掌，刮去外皮及刺捣成糊状，再均匀涂于干净布块上，覆盖于损伤部位并固定包扎。每日涂抹2次。

有一年，我跟父亲回乡下。正值收割时节，大家都在地里忙着，突然听到有人大叫一声，原来是一位扛着稻子的亲戚，不小心踩在土坑里，扭伤了脚踝。我赶紧跑去帮他脱掉鞋子，发现他的脚已经肿起来了。幸好并没有伤到骨头，因为泥坑比较深，卡住了脚，造成了急性踝关节扭伤。

大家把这位亲戚抬回家后，我先让人打了一桶深井水给亲戚泡脚。急性软组织损伤的治疗原则，首先是采用局部冷疗，减轻局部炎症，控制肿胀继续扩大，减少内部的血肿形成。深井水凉冰冰的，正好适合冷敷。他家种的几棵仙人掌，这时候也派上了大用场。我拔了些新鲜仙人掌，刮去外皮及刺，用捣蒜泥的蒜罐捣成泥糊状，然后找了些干净的白布，将仙人掌泥涂在白布上给亲戚包上。我叮嘱他晚上睡觉前再换一次药，每日换两次，几天就好了。

第二天我再看他时，亲戚说已经舒服了很多，脚踝也明显消肿了。我让他继续每日用热水泡脚，加强局部的血液循环，促进组织的生长和修复。这样又过了四五天，他就可以重新下地干活了。

仙人掌是我们熟悉的植物，清代的《本草纲目拾遗》这样描述仙人掌："味淡性寒，功能行气活血，清热解毒，消肿止痛。"现代研究则显示，仙人掌的茎、果实均含有镇痛和抗炎的成分，其中谷固醇为抗炎活性成分，三萜皂苷为镇痛活性成分，而且研究显示，其镇痛效果与西药颅通定类似。

现代医学认为，像踝扭伤这类急性软组织损伤会引起毛细血管破裂出血和使血管壁的通透性增加，从而导致肿胀；疼痛则是由于创伤性血肿或炎性反应物刺激局部神经所致。仙人掌具有消炎、止痛的作用，对于急性软组织损伤正好适合。有研究将仙人掌的治疗效果与扶他林乳膏进行过对比，结果显示，仙人掌比扶他林效果更好。

顺便提一下，在临床上我发现，急性软组织损伤后不少人首先会想当然地用热疗的方法，比如拿条热毛巾盖上，或拿盏灯烤着，这是不对的。这些热疗会使肿胀更明显，炎症现象更严重，所以必须进行冷疗。一般在受伤后24小时，等局部肿胀、炎症得到了控制后，才能使用局部热敷。

43

足跟痛，寸步难移，别急，有醋呢！

症状：足跟痛。

偏方：①用足跟反复踩地面，力量由轻到重，频率由慢而快，踩脚的力量要以患者能忍受的疼痛为限。每日进行多次，坚持一个月。

②热陈醋泡脚约30分钟，每日2次，连续一个月。

顾名思义，足跟痛是指足后跟与地面接触时引发的疼痛，比如患者在早晨起床或者睡久、坐久了之后站立，尤其是刚抬脚走的那几步最痛，行走过久后疼痛还会加重。此病多发于老年人。

我有个远房亲戚，脚后跟痛了几个月，在县医院看病被告知需要动手术，吓得她连药都没开就回家了。可是，这样痛下去总不是件事。一天，她的儿子打电话向我询问。我详细问了情况后，告诉他这个病动手术见效很快，用注射器扎进脚跟的皮肤，在足跟深处打一针，注点激素进去，也同样能很快治好，但这两个方法老人都无法接受。她儿子也深有同感，说那么粗的针头扎进足底那么敏感的地方，他一个年轻人想想都害怕，更不用说老人了。

那是不是就没办法治足跟痛了呢？也不是。我告诉他可以让他母亲试试两个偏方，不用怎么花钱，只是起效慢，要一个月左右才能痊愈。

第一个方法是跺脚法。患者先坐在椅子上跷脚，让脚背向上，只剩脚跟着地，然后用足跟反复跺击地面，力量由轻到重，频率由慢而快，跺脚的力量要以患者能忍受的疼痛为限。每日进行多次，坚持跺一个月。

第二个方法是用陈醋泡脚。把陈醋加热后倒进洗脚盆里，泡脚约30分钟，每日2次，连续浸泡一个月。

另外，在治疗期间，患者应该尽量少走路。如果无法避免长时间的走路，应该穿上厚厚的软底鞋，或者在足跟处垫上厚一点的软垫子，尽可能地给足跟足够的休息和保护。

过了一个星期，我特地打电话询问治疗情况，亲戚高兴地说已经开始见效了，痛感明显减轻了许多。两个多星期后，亲戚亲自打电话来，说她的足跟痛已经完全消失了，让她感到意外的是，原来的脚气也给泡好了！

足跟痛一开始被认为是足跟处长了骨刺引起的，但后来经过研究发现这是误解。足跟痛主要是跟骨及周围软组织因慢性损伤，产生了无菌性炎症而引起的。在临床上，局部注射激素能快速见效，就是因为激素直接作用于炎症部位，抑制了炎症反应。但是，在感受神经分布密集的局部打针注射，疼痛感非常强烈，很少有人能接受这种治疗方法。

跺脚跟的方法，相当于给脚跟按摩，改善局部的血液循环，带走炎性物质。另外，在跺脚撞击地面的过程中，也会改变足跟深处受伤的软组织结构，使之有所松解。注意跺脚跟时要跷脚，使小腿肌肉收缩起来并抬起脚背，这是公认行之有效的关键步骤。

其实还有些偏方可以治足跟痛，比如拿锤子以适当的力度敲击疼痛的足跟，用手按摩、揉搓足跟，用拳头捶击足跟，但与踩脚法相比，显然麻烦了很多。

至于醋煮热了泡脚跟，一方面是通过温热刺激改善足跟深处的血液循环，起到止痛、消炎的作用；另一方面，醋的成分是醋酸，可以消除足跟深处的无菌性炎症，这和正规医院里使用的醋酸电离子导入的理疗方式是同样的道理。

此外，有个民间偏方挺有意思：将青砖凿个洞，尺寸与足跟相吻合，放入陈醋，在炉火上烧至醋沸腾；取下青砖，等其稍微冷却后，将足跟放入砖穴内浸泡。这叫青砖法，原理和上面介绍的陈醋泡脚一样，青砖只是个容器而已，并没有治疗作用，对此法感兴趣的人倒不妨一试。

有的人可能会想，足跟痛既然只是个简单的炎症，为什么要用一个月左右这么长的时间才能治好呢？没错，这确实不是什么大炎症，但问题的关键是，它的病位是在足跟深处，而不是表皮下面。这种情况就像隔靴搔痒，隔着厚厚的皮靴搔痒，肯定是要搔很久，花很多工夫。

44

手指关节炎，常做"叉手操"

症状：手指关节退变引起的疼痛、僵硬。

偏方：10个手指自然张开，交叉并相对插入手指缝中，反复做手指的屈伸活动，每次至少连做30下，直至手指感到发热为止。

张先生是一名雕刻工，前段时间突然发现小指关节有点痛，刚开始他没太在意，以为搓几下就好了。哪料没过几天，关节肿了起来，疼痛更厉害了，别说握雕刻刀做精细活，吃饭时连筷子也拿不稳。他自己贴了消炎止痛的膏药，刚开始还有点效果，可是过了一个星期，食指又开始痛了。如此反复几次，每根手指交替着肿大疼痛，他吃不消了，于是来医院找我看病。

一开始我担心他得的是类风湿关节炎，因为类风湿主要侵犯像手指这样的小关节，但在抽血检查后，我发现并不是类风湿关节炎。再与他的职业一联系，我明白了，应该是手指长期劳作，指关节劳损、退化而导致发病的，这种病在医学上叫作骨关节退行性关节炎，和膝关节退行性关节炎的发病原理一样。

既然是炎症，就要尽快消炎、消肿、止痛，贴一贴他之前用过的消炎止痛膏药，或者用辣椒、花椒等煮水泡泡洗洗，都能很快达到目的。但是由于张先生天天要用到手指，很容易复发，因此预防就显得很重要，而要预防复发就一定要让手指关节多休息。张先生说他干了一辈子雕刻，这活已经是他生命的一部分，他可不想因此放弃雕刻。我连忙跟他解释，不需放弃心爱的工作，只需在工作之余注意活动活动手指关节，做一做叉手操，就能预防手指疼痛反复发作。

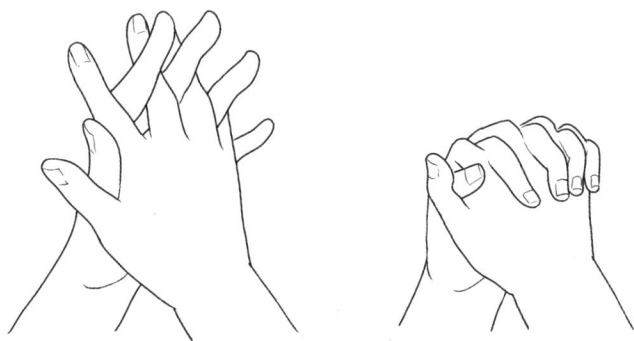

做做叉手操，保护手指关节

　　叉手操做起来非常简单：将10个手指自然张开，交叉插入手指缝中，反复做手指的屈伸活动，每次至少连做30下，直至手指感到发热为止。根据张先生的具体情况，我建议他最好每工作一小时就做一做叉手操。

　　叉手操虽然看起来很土，却有着明确的科学原理。退行性关节炎是关节腔里的关节软骨损伤引起的炎症，其主要病根在关节软骨上，要治本的话，就得保护好关节软骨才行。关节软骨上并没有血管，而是靠关节腔里的关节液给软骨提供营养。关节的反复活动能使关节液得到有效的循环，不断运来营养物质，并带走软骨的代谢废物。如此一来，软骨的新陈代谢好了，手指关节自然就能得到保护了。

张先生因为紧握雕刻刀，手指关节长时间保持着一个弯曲角度，不能经常屈伸活动，关节软骨就出现了问题。只要工作一段时间就做做叉手操，大幅度地活动手指关节，让手指关节处气血流通起来，加快软骨的新陈代谢，软骨就能健康生长，病情就不易反复了。

张先生听完之后恍然大悟，连连点头称是。我还教了他一个熏蒸的保健方法，在做叉手操的时候配合使用。具体操作是：倒满一大杯开水，做叉手操的同时将双手靠近杯口，让热水蒸气熏蒸手指关节。因为水蒸气的温度较高，可以促进关节液的流动和局部的新陈代谢。张先生回去后照做，半年后手指关节就不再疼痛了。

其实，很多家庭主妇也容易得这个病。家庭主妇天天洗碗、洗衣服，手长期与冷水接触，容易造成关节液循环不佳，使关节软骨因得不到足够的营养而退化、损伤、发炎。所以，家庭主妇采用叉手操和熏蒸这两个方法，也能收到不错的疗效。

45

腰椎间盘突出？不调睡姿调枕头

症状：腰痛、坐骨神经痛、下肢麻木等。

偏方：沙子2斤，干辣椒2两，花椒2两，生姜2两切片，粗盐半斤，一起炒热，放入布袋。将布袋放在患者腰部进行热敷。在热敷时，布袋的厚度以让人舒服为主，不可太烫。如果太热可多加一两层毛巾隔热，以防烫伤。

得了腰椎间盘突出的患者在走路、弯腰时都会感到疼痛，一般人碰到这种情况，都想快点住院治疗。其实，如果病情不太严重的话，一粒药都不用吃，一次针也不用打，躺在床上多休息休息就能治好了。

通常，腰椎间盘突出会激发炎症，甚至可能直接压迫神经而引起腰痛，乃至屁股、下肢的放射痛。但是随着时间的推移，突出的椎间盘会渐渐萎缩、变小，炎症也会慢慢减轻，因而对神经的压迫慢慢就得到解除，疼痛也就消失了。

我的朋友雷先生是个篮球迷，有一次打球时他跟对手抢球，结果扭伤了腰。他只要弯一下腰就疼得厉害，屁股也有点痛，只好请假回家休息。后来，他专门打电话来，请我去他家里看看。

我为他做了一番体检，发现他的右侧直腿抬高试验是呈阳性的。因此，不用做CT就可以判断，他已经腰椎间盘突出了。幸好他的疼痛还不太严重，只是在起床的时候才会痛，而且也没有下肢麻木、无力的表现，这说明他的椎间盘并没有严重挤压到神经。所以，我告诉他不用担心，在硬板床上躺几天，腰部贴风湿膏药或消炎止痛的膏药，再配合吃点消炎镇痛的药，比如阿司匹林，很快就没问题了。像他这样病情不重的，突出的椎间盘在一个星期后就会萎缩变小。

雷先生听完放下心来，可他对胶布过敏，每次贴膏药都会皮肤发痒，加上他的胃也不太好，止痛药吃多了会胃痛，于是问我还有没有其他方法。我又告诉他一个垫腰枕的方法，具体操作如下：沙子2斤，干辣椒2两，花椒2两，生姜2两切片，粗盐半斤，混在一起放在铁锅里炒热，然后装入一个自制的布袋里；患者躺在床上，将布袋用毛巾包好，放在腰部垫着进行热敷。

需要注意一点，要将布袋的厚度调至最佳舒适度，保证腰椎睡在床上的时候不会弯曲，以免加重腰椎间盘的突出。此外，热敷的布袋不可太烫，以局部暖烘烘的感觉为准，如果太热，可以多加一两层毛巾隔热，防止烫伤。

说完这个方法，雷先生便嘱咐他老婆照办，却一时找不到沙子，我建议她用黄豆代替，而粗盐也可以用食盐代替。沙子（黄豆）和盐都能很好地保持热量，加上布袋和毛巾的包裹，这样腰枕的热量就能加速局部的血液循环，将炎性物质运走，从而加快局部的新陈代谢，让椎间盘尽快萎缩、体积变小。腰椎间盘突出发病的时候，腰部的肌肉会出现反射性的痉挛、收缩，患者往往会感觉腰部紧张，同时，肌肉收缩压迫肌肉里的血管，也不利于腰部的血液循环，用热敷的方法就是要让腰肌放松下来，减少紧张感。

偏方中的辣椒含有辣椒素，而辣椒素能消炎止痛。生姜消炎止痛的效果虽然不太明显，但能使皮肤的毛细血管扩张，加快血液循环。有人可能会担心，这几种物质并没有接触皮肤，会起作用吗？其实，这些物质的有效成分之一是挥发油，挥发油会透过布袋、毛巾慢慢渗透到皮肤处。通过垫腰枕刺激腰部的穴位，还可以发挥刺激穴位的作用，令人体自动产生消炎镇痛的物质。这么多作用加起来，治疗腰椎间盘突出症自然就会有效了。

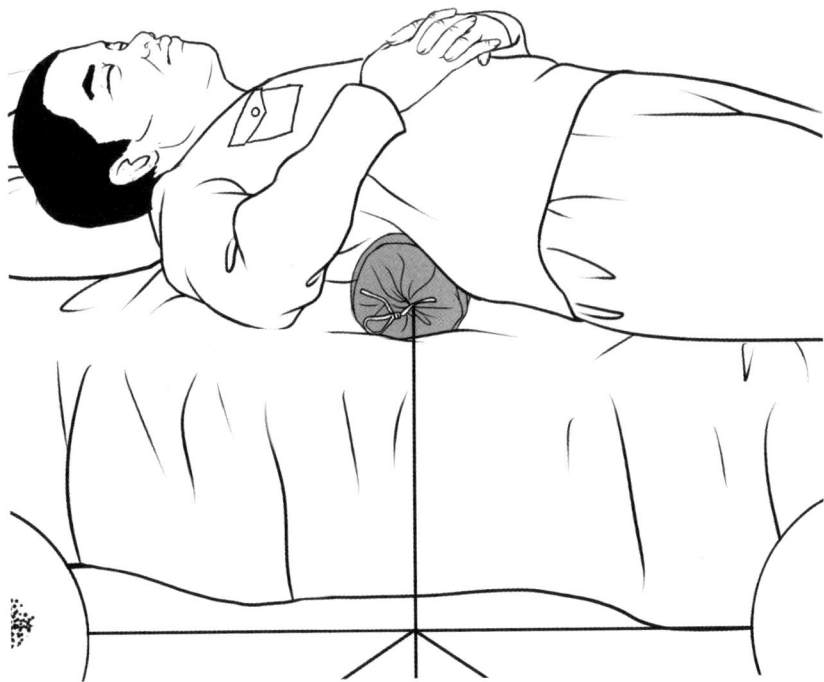

睡觉枕个小圆枕，有利于治疗腰椎间盘突出

第二天雷先生给我打电话，说用了这个方法后疼痛已经减轻了不少。我告诉他应该继续好好躺着，如果不得不起床的话，最好将布袋围在腰上，或戴上腰围四处活动。又过了三四天，雷先生的腰疼消失了，但为了保证疗效，他上班时还戴着腰围。

这个方法除了可以治疗腰椎间盘突出症外，对于腰肌劳损也同样有效。腰枕敷上去热乎乎的，很是舒服，效果不言而喻。

还要提一句，腰椎间盘突出症大部分不需要做手术就可以治好，尤其是那些年纪不大、初次发作且病情不重的患者，躺在床上休息一下，疼痛很快就能缓解。以上所讲的非手术治疗方法特别适合于轻度腰椎间盘突出患者。

第五章

男科老偏方，还男人自尊

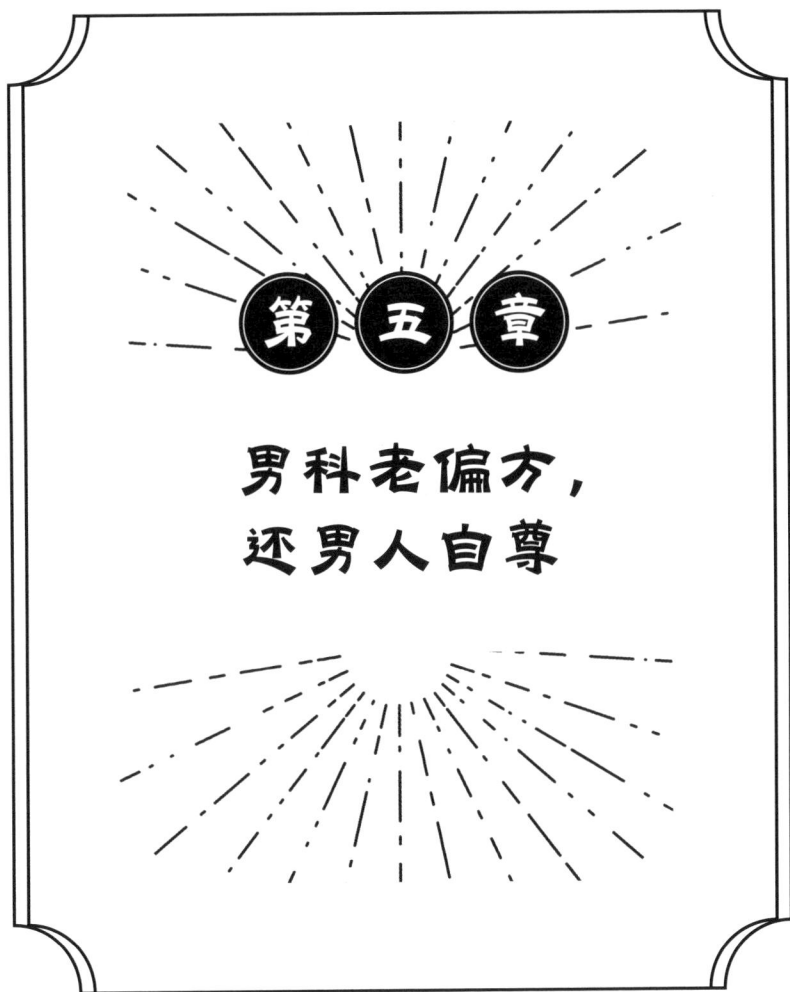

男人需要关怀，男人的身体问题有很多办法可以解决！

男科相对于妇科，是专门为男性提供医疗服务的一个科室。针对现代男性生活压力大，生殖泌尿系统疾病就诊数量猛增的现象，本章筛选了一些治疗男性常见疾病的老偏方，临床效果极好。

46

丹参红花酒，竟能治阳痿

> **症状：**阴茎勃起困难等。
>
> **偏方：**丹参60克，红花15克，以白酒500克浸泡，每日饮1～2小杯。

有个50多岁的患者得了心绞痛，在我所在的科室住院恢复后，按照心绞痛的预防原则，我让他长期口服阿司匹林，预防复发。患者吃了一段时间的药后，在报纸上看到长期服用阿司匹林有可能引起胃出血，吓得马上来找我，非得让我给他换个药。我跟他解释，这种可能性尽管存在，但是概率小得就像坐飞机失事。但他依然疑虑重重，希望我给他开个中药食疗类的保健偏方。

于是我就给他推荐了丹参红花酒偏方，这个偏方制作起来很简单：丹参60克，红花15克，以白酒500克浸泡，每日饮1～2小杯。在这个偏方里，丹参、红花都是活血化瘀的中药。每日少量饮酒，在现代研究看来有活血化瘀的作用，能预防冠心病的发生。

那位患者照我说的做了，半年之后，他再次来咨询，偷偷问我开的那个药酒偏方是不是还有壮阳的功能。患者告诉我，他三四年前就开始阳痿了，不过也没太重视，毕竟自己年纪不小了，只是在有需要的时候，提前用点伟哥。但是服了这个药酒四个月后，他竟然不需要用伟哥就能成事，所以才专程回来问我，想解开他心中的迷惑。

听他这么一说，我便明白了，他所患的是血管性阳痿，所以喝丹参红花酒才有效。即使没有专业知识，普通人也知道，阴茎之所以能勃起依赖的是血液流进阴茎的海绵体里，海绵体充血胀大。现代研究发现，大约50%的阳痿患者是阴茎血管病变引起的，因血管狭窄，导致血液无法及时流进阴茎。阳痿其实是心血管疾病、脑血管疾病的先兆预警信号，因为阳痿患者阴茎的微小血管已经发生了病变，导致血液无法顺利流动；再往下发展，就轮到心脏、大脑这些器官的大血管发生病变，血管狭窄不通，最终导致冠心病、脑梗死之类的重大疾病。

血管狭窄，在中医来说叫作血瘀，而丹参红花酒正是专门用来活血化瘀的。它既然能预防冠心病，对心脏的血管进行活血化瘀，时间一久，就把阴茎的血管也给活血化瘀了，我的同行中有人曾使用丹参红花注射液治疗高血压患者，结果也很有意思，41位患者中有8位患者主动报告，说自己的阳痿也顺便搞定了。

其实，治阳痿的伟哥也是这样被发现的。最初伟哥是作为治疗冠心病的药物来研究的，药厂本希望它能有效地扩张心脏的动脉血管，以此来治疗冠心病。这个药在动物身上证明有效后，就开始在人体上试验，免费发药给那些招募来做试验的老年冠心病患者服用，然后观察疗效。几年后发现，这个药对冠心病没什么疗效，但让人意想不到的是，许多老年人服用这个药后，却可以在性生活上重振雄风，于是研究者们就顺着这个方向研制了伟哥。

当然，我并不是说丹参红花酒的效果比伟哥还惊人，不过它既有治疗上面心脏的本事，又能兼治下面的病，一举两得，十分值得一试。

47

早泄别泄气，做做保健操

症状： 早泄。

偏方： 准备一盆热度适中的温水和一盆凉水，患者裸露下半身坐在凳子上，进行阴茎按摩。步骤为：摩擦龟头，上下搓动，搓揉整条阴茎，拉伸阴囊。先用温水按摩3～5分钟，再换凉水操作3～5分钟。如此这般，每日一次，两周为一疗程。

一次王先生来看诊，说自己以前进行房事时能坚持半个小时，最近工作忙，压力比较大，就觉得性生活水平直线下降，不到10分钟就完事了。我安慰他10分钟虽然不算长，但也不能算短，浙江医科大学曾调查2709人发现，性交持续时间最多见的，就是在5～10分钟。

到底坚持多少分钟才不算早泄，目前并没有一个统一的标准。有学者认为不到2分钟即"缴枪"，才可以说是早泄。也有些学者认为，按分钟来计算不合理，应该按抽动次数，认为凡抽插不到15次就"缴枪"的，才算早泄。不过，也有人认为15次这个标准太苛刻了。

目前的早泄标准，是强调比本人愿望提前发生了射精作为判断，像王先生这样，他本人的愿望是坚持30分钟以上，结果只有10分钟，所以也算是"早泄"。

在我们国家，男人很忌讳"早泄"这个词，有了这种自卑心理，认为自己不行，还不断给自己心理暗示，那患者就可能会更加不行。至于如何让王先生重振雄风，重新达到本人愿望，倒是有一个很简单的方法，它有个很好听的名字叫"冰火两重天"！

这个方法由自己操作就行，根本不需要旁人协助，一般在洗澡的时候进行。具体方法是：先准备好一盆热度适中的温水和一盆凉水，裸露下半身坐在凳子上，进行如下的阴茎按摩。

1. 摩擦龟头：将包皮上翻，露出龟头，另一手反复蘸水浇于龟头上，并用掌心在龟头上做反复摩擦；

2. 上下搓动：一只手握住阴茎前端（不必翻开包皮），反复上下搓动，使包皮与龟头摩擦，另一只手同时进行浇水；

3. 搓揉整条阴茎：两手掌心相对，夹住阴茎，从根部开始向龟头方向反复揉搓，并不时把水浇在阴茎上；

4. 拉伸阴囊：一手抓住阴囊一紧一松地向下反复拉伸，另一手把水浇于阴囊部。

以上方法要先用温水操作，按摩3～5分钟后，再换凉水操作3～5分钟，每日一次，两周为一疗程。如果在按摩的时候有射精感，那就先暂停操作，用手指紧按住龟头，等射精感完全消失后，再继续进行。

这个方法因为既有热刺激，又有冷刺激，反差明显，所以称为"冰火两重天"，其实其正规的医学名称叫作降敏法，或者脱敏法。通过反复的刺激，降低阴茎龟头敏感性和提高射精阈值来达到治疗目的。在临床上，只要患者能认识到早泄的真正定义，坚持这个方法，延迟射精有效率达95%左右。

我还告诉王先生，市面上的印度神油等治早泄的外用药膏、药油，说穿了并不神奇，就是把药液涂在阴茎上面，用药物降低阴茎的敏感性，提高阴茎的感觉阈值。甚至有个药叫作恩纳乳膏，里面含的成分就是麻醉药，涂在阴茎上面直接把阴茎麻醉了，从而缓解早泄的症状。

王先生听我解释完，信心大增，表示当晚回家后就开始操作。半个月后再见到他，问他目前战斗力怎么样，他很高兴地做了个"OK"的手势，会心一笑。

48

得了慢性前列腺炎，多喝山楂水

> **症状**：下腹疼痛、排尿异常、性功能异常。
>
> **偏方**：①每天用1～2两的山楂泡水当茶常饮。
>
> ②每天起床和睡前，先排空小便，然后平卧屈腿，放松小腹，搓热双手，右手平放在肚脐下方，左手压在右手上，按顺时针方向缓慢按摩。

　　王先生40多岁，患慢性前列腺炎有两年多了，常常感到下腹部隐隐作痛，还伴有尿频尿急的症状。他去多家医院看过，打过消炎针，也吃了不少消炎药。虽然每次都能消除症状，但是一段时间后又会复发，总是断不了根。王先生说他自得了这病后，不仅自己难受，还影响了夫妻生活，甚至遭到妻子猜疑，令他苦不堪言。

　　我本打算先给他进行针灸治疗，但他没时间天天往医院跑。于是，我又仔细查看了一下他的病历，确认他得的只是非细菌性慢性前列腺炎，就介绍了一个治疗偏方给他。方法很简单，每天用1～2两山楂泡水当茶喝即可。

山楂中富含一种叫槲皮素的物质，具有消炎、抗水肿、促进尿道平滑肌松弛等作用，很适合治疗慢性前列腺炎。国外对这个成分治疗前列腺炎的研究比较多，比如有个试验是这样做的：把患者随机分成两组，两组都发给药片，外观看起来一模一样，口感也一样，但一组吃的是真正的槲皮素，另一组则只是淀粉类的安慰剂，并没有什么药效。两组患者连服了一个月药片，最后发现，吃槲皮素的患者疗效可达70%左右。在2006年中华医学会泌尿外科学分会制定的中国版《前列腺炎临床诊治指南》中，也明确地把槲皮素列为有效和值得推荐的药物。山楂泡水当茶喝，不仅能治疗慢性前列腺炎，还有降脂、开胃的作用，非常适宜长期饮用。

王先生听了很感兴趣，认为这个方法值得一试，回去一定坚持使用。我又得知王先生喜欢吸烟喝酒，便劝他戒掉。因为吸烟是慢性前列腺炎的诱发因素，过度饮酒也容易引起前列腺水肿性肿大。

我曾经在医院的急诊部工作。有一次收治了一位经常酗酒的小伙子。他在来就医的前天晚上，喝完一瓶白酒后回家，半夜起来想小便，结果在厕所里站了半天都解不出来。最后，他只好来医院，插了尿管才把尿引出来。造成他不能排尿的原因就是他喝了太多的酒，导致前列腺肿大并压迫尿道。所以，我建议王先生即使一时戒不了烟和酒，也要尽量节制。

王先生听了连连点头，回去后他果断地戒掉了烟和酒，并坚持每天泡山楂水喝，有时也买点山楂片当零食吃。半年后，他路过医院，特意给我送了一箱苹果，说前列腺炎一直没有再犯过，妻子高兴，家庭也和谐了。

慢性前列腺炎分为细菌性前列腺炎和非细菌性慢性前列腺炎。细菌性的慢性前列腺炎临床所占的比例很小，在10%以内。非细菌性的慢性前列腺炎才是主流，临床占90%以上。上面介绍的这个偏方主要适用于非细菌性的慢性前列腺炎，细菌性的慢性前列腺炎也可以用它配合辅助治疗。

此外，除了山楂，富含槲皮素的食物还有不少，比如槐米、银杏叶、洋葱、绿茶等，前列腺炎患者可以多吃这些东西。

我再推荐一个非药物治疗的方法：每天按摩小腹。具体操作如下：起床和睡觉前，先排空小便，然后躺在床上，平卧屈腿，放松小腹；把双手搓热，再将右手平放在神阙穴（肚脐）下方，左手压在右手上，按顺时针方向缓慢按摩。刚开始的时候，每天按摩50圈，以后逐渐增加到100圈或以上。

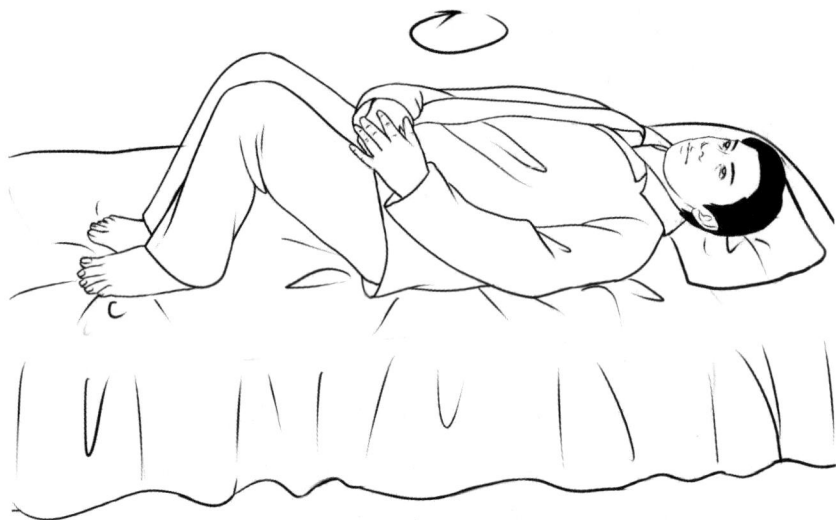

每天起床前和睡前，排空小便后按摩，可以治疗慢性前列腺炎

这个方法主要是通过对腹部穴位的刺激，达到一定的治疗效果。虽然做起来有些麻烦，但只要坚持，不仅对慢性前列腺炎有疗效，身心也会倍加舒畅。

49

吃生蚝，补肾壮阳豪气冲天

> **症状**：少精症，免疫力低下，反复感冒。
>
> **偏方**：每日吃1～2个生蚝，煎、烤、煮、炒皆可，一个月为一疗程。

有一次，我回老家探亲，很多乡亲过来找我看病。一位青年男子来问诊，说他结婚几年了，还没有小孩。他本人体质比较虚弱，几乎每个月都会感冒一次，加上他又生不出孩子，村里人背后都笑话他肾虚，他在人前一直抬不起头来。小两口去县城做过检查，说主要是因男方的少精症导致的，开了些药，但吃了也没用。

由于条件有限，我没办法进一步给他做检查，只好推荐一个偏方给他试试，就是吃生蚝。我的老家离海边不算远，这种海产品的供应还是挺丰富的。吃生蚝的方式很多，煎、烤、煮、炒都行，随他自己喜欢。我建议他坚持吃3个月，每日吃一到两个。

生蚝也叫牡蛎，一直被认为有补肾壮阳、强身健体之效，现代研究也证实了这种观点。生蚝里含有丰富的锌，是所有食物中含锌量最高的。平常的食物，像大米、面粉这些素食，含锌量极少，所以，如果只是吃这些素食，体内就容易缺锌；即使是鸡蛋、猪肉等荤类食物，锌含量与生蚝也相差几十倍。除了锌，生蚝中还含有硒元素，锌、硒这两种元素都有治疗少精症的作用。

研究发现，锌对生殖器官的发育和性功能的完善至关重要，前列腺及精液中含有丰富的锌才有利于精子的生存和活动。否则，一方面会使睾丸组织结构萎缩，精子生长异常且活动力减弱；另一方面会使男性的雄性激素水平明显下降。硒则能阻止体内有害物质对精子细胞膜的氧化损伤，起到保护精子的作用。

吃生蚝还有另外一个作用，就是提高人的免疫力，这也是有赖于生蚝里含有的锌。人体一旦缺锌，免疫力就会明显下降，通过补锌可以降低感冒、感染的概率，达到强身健体的目的。即使是艾滋病患者，也可以通过补锌提高他们的免疫力。

青年男子听完我的解释很高兴，说他也听说过吃生蚝能壮阳，但一直没当回事，现在听我这么一说，就问我能不能每日多吃几个，好好补一补。我告诉他其实没这个必要，每日吃一到两个，摄入人体的锌、硒已经足够了。锌浓度过高可能会适得其反，引起副作用。

很长一段时间之后，这位青年给我打来电话，说按照我的方法做，果然有了效果。现在他的身体好多了，几乎不再感冒了，坚持吃下去，说不定能生个大胖儿子呢。

50
鲜为人知的强精健体养生法

症状：老年人性功能下降。

偏方：每日坚持饮一小杯白兰地。一次不宜超过100毫升，可以常温下净饮。但酒精对胃黏膜有一定刺激作用，有胃病史的人不宜过多饮用。

有句古话叫"食色性也"，意思是说性和吃饭一样，都是人的天性。但在现实生活中，随着年龄的增大，总是会遇到力不从心之事，有些中老年男人，因为大量或长期服用某些药物，经常处于极度恐惧、悲伤、绝望等恶劣情绪中，"食色"不再像吃饭那般简单易行了。

我和老杨是在晨练时认识的，彼此聊得很熟。一天，老杨悄悄地对我说，他最近两三年，总感觉那方面不行，长期吃药担心会有什么副作用，希望能用不吃药的方法进行调理。我仔细询问后，发现老杨的毛病其实就是阳痿。老杨平常身体都挺健康，每年体检也没发现太大的问题，平常不吸烟、不喝酒，工作不忙，没什么心理压力。鉴于此，我建议他喝白兰地，每日喝上一小杯就行，不能喝多，过量可能会加重症状。

老杨对我挺信任，回去真照我的话做了。只要晚上没有应酬，都会自己斟一小杯，细品慢饮。有时，连出差也随身带上一小瓶白兰地。3个月后我再碰到老杨时，他说确实有点感觉了，偶尔可以不用伟哥辅助。我告诉他再坚持喝白兰地，就可以甩掉伟哥了。果不其然，又过了3个月，老杨说他确实已经完全脱离吃药了，而且还感觉身体强壮了！

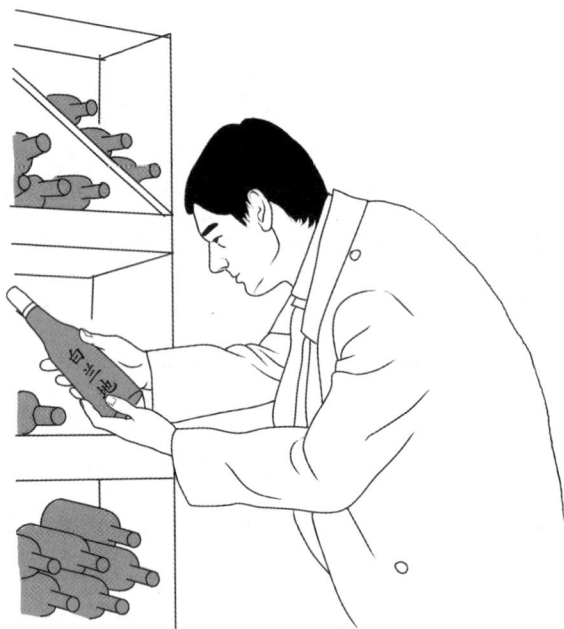

每天坚持饮一小杯白兰地，改善器质性阳痿

白兰地以葡萄为原料，制作时先将葡萄发酵，然后蒸馏并取得高度酒精，贮存在橡木桶里数年，再取出来饮用。在《本草纲目》中就记载葡萄酒有"暖腰肾"的效果，对性功能下降这种肾虚的症状很有疗效。从现代医学来看，阳痿分为功能性和器质性两种。功能性阳痿主要是由心理障碍引起的，老杨的情况则是器质性阳痿。中老年人常见的是血管硬化导致的血管性阳痿，也就是说患者阴茎上的微小血管已经发生了病变，因狭窄导致血液无法顺利流动，所以得靠吃伟哥来扩张阴茎血管，让血液流进去，达到勃起的目的。血管狭窄在中医上叫作血瘀，葡萄酒里含有一种叫多酚的成分，能在一定程度上改善动脉硬化，使阴茎血管血流顺畅。

民间流传一种说法："饮酒有活血化瘀、通血管的功效。"这种说法确实是有科学依据的。葡萄酒里本来就含有丰富的营养，再加上葡萄酒的活血化瘀功效，长期喝的话，可以令气血充足、畅通，起到强壮身体的养生效果。因此，老杨喝含葡萄成分的白兰地，时间长了，自然就能渐渐摆脱对伟哥的依赖了。

值得一提的是，引起器质性阳痿还有另一个常见的原因——糖尿病，但早期患者很难自己发现。长期高血糖会慢慢引起神经损伤，尤其是阴茎处的神经，受损后大脑的性冲动信号无法顺利通过神经传导，自然也就无法如愿勃起了。给老杨检查时，我之所以没有考虑这个原因，是因为在他提供的体检表中并没有发现高血糖的记录。在这里我要提醒其他中老年朋友们，多留个心眼，不要忽视糖尿病性阳痿的可能。

51

学会呼吸，预防性功能下降

症状：性功能下降。

偏方：①练气功。

②用热毛巾湿敷阴茎和睾丸，等阴茎勃起后，用毛巾卷住阴茎搓滚，到快有射精感觉时放下毛巾，做排尿和屏气缩肛的动作。

　　赵先生感觉自己性功能下降有一段时间了，经朋友介绍找到我。他的症状主要表现为，有时是阳痿，有时是早泄。为此，他买了一大堆中药、西药，吃过药后会有点改善，但一停吃就不行了。

　　我给他做了检查，初步确认他的身体并没有什么大问题，再了解了他的工作情况，我心里就基本有底了。赵先生工作压力很大，经常要加班，动不动还被老板骂，比较内向的他忍辱负重，无以宣泄，结果越来越烦闷、焦虑，长期如此就引起了性功能下降。

　　为什么紧张和压力会引起性功能减退呢？性欲、恐惧、食欲、攻击是人最强有力的几种冲动，它们在大脑里共用一个神经通路，即边缘系统。恐惧、食欲、攻击这三个因素的变化，会影响性功能。当一个人生活安逸、人际关系和谐时，他的恐惧、食欲、攻击冲动都不会太强，性交的冲动就容易形成，并产生兴奋。像赵先生这样的情况，由于工作及生活的压力，他的恐惧、食欲、攻击的冲动明显增强，从而压制了性欲冲动。另外，长期的紧张状态还会使体内的雄性激素下降，这个病因就更容易理解了。人在紧张、恐惧、焦虑的状态下，最先丧失的就是性功能，这个现象已经被很多研究证实了。

说明了病因后，我嘱咐赵先生以后特别要注意心理放松，另外推荐了两个方法让他自行治疗。

第一个方法是练气功。这是我最近学的一个道家功法，叫开通八脉法，具体方法如下。

首先，做准备运动。站立，放松全身，两脚距离和肩同宽，用舌尖轻轻地舔上腭，闭目片刻；睁开眼睛看腹部脐下位置（即丹田），保持均匀的自然呼吸，等全身的气血平和后，闭目，将意念集中于会阴处（肛门与生殖器之间的区域）。接下来，通过吸气和呼气进行锻炼。

第一步：吸气。吸会阴之气上尾骨，然后沿着督脉到头顶的百会穴。

第二步：呼气。气从头顶过任脉然后到会阴穴。

第三步：吸气。气从会阴到肚脐，然后分成左右两支，沿着带脉到背后两腰眼，然后直接到两肩井穴。

第四步：呼气。气从两肩井并走两臂外侧的阳腧脉，由手背到中指再到手心的劳宫穴。

第五步：吸气。气从两个劳宫穴出，然后沿两臂内侧的阴腧脉，回两乳而下。

第六步：呼气。双气从两乳而下，到带脉向肚脐处集合，最后到会阴穴。

第七步：吸气。气从会阴穴直接到心下，冲脉，但气不过心。

第八步：呼气。气从心下到会阴穴，分成左右两支沿着两腿外侧的阳跷脉，然后从足背直达足心的涌泉穴。

第九步：吸气。气从两脚的涌泉穴出，从两腿内侧的阴跷脉上，然后过会阴穴到丹田。

第十步：呼气。气从丹田直接下到会阴穴。

做完以上五吸五呼十步后，屏息静气休息片刻，再接着做，每日重复做几遍。做完这个功法后，整个人都会觉得放松很多，心情也会明显好转。

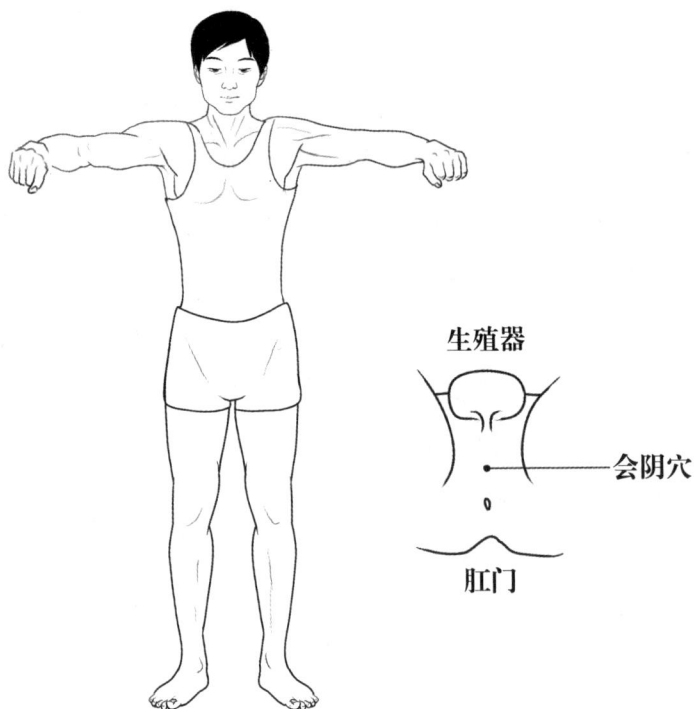

生殖器

会阴穴

肛门

开通八脉，提高性功能

第二个方法是热毛巾湿敷搓滚阴茎锻炼法，该方法具体操作步骤如下。

1. 用热毛巾湿敷阴茎和睾丸，待勃起后，再用毛巾卷住阴茎搓热，力量由小到大，动作由慢到快；

2. 接近性快感时，减小力量并放慢速度，在射精前撤去毛巾，蹲坐在马桶上，屏气缩肛，并做排尿的动作，如果有尿则排尿。

这个方法的原理是通过刺激使性器官强行勃起，一方面改善性神经中枢的功能，使性中枢兴奋，加强长期被压抑的性欲冲动；另一方面这也是一种心理安慰，让患者对自己的性功能产生信心，消除"自己不行"的心理障碍。在临床上有一种治疗阳痿的仪器，就是采用真空负压的方法，直接让阴茎充血膨胀而达到治疗目的，其原理和这个热毛巾法是一致的。

赵先生听我讲完，信心大增，回去后便照法练习。两个月后，他打电话给我，说他每日都进行气功锻炼，确实感觉神清气爽，同时配合热毛巾法治疗，现在性功能已经恢复得差不多了。我告诉他热毛巾法可以适时停用了，但气功最好能一直坚持练下去，使自己长期保持心情舒畅，全身放松，性功能就不会再下降了。

第 六 章

妇科老偏方，
让女人安心

女人象征着家园，女人的身体需要全家来珍惜。

妇科是妇产科的一个分支，或以诊疗女性妇科疾病为主的专业科室。妇科疾病的种类可分为很多种，常见的有不孕症、痛经、白带过多、习惯性流产、产后腰痛腹痛等，本章列举了一些治疗妇科常见疾病的老偏方，值得女性患者一试。

52

好方法治痛经，快乐做女人

症状：下腹疼痛、恶心、腹泻、头晕、全身乏力等。

偏方：①苹果400克，去皮，用刀切成月牙状。把苹果放入锅里，倒入红酒没过苹果，用中火炖煮15分钟后关火，让苹果在红酒中浸泡2个小时后即可食用。

②来月经之前3天左右，取仰卧位，全身放松；将掌心置于神阙穴（肚脐）之上，靠腕关节带动掌指关节，产生柔和的震颤并作用于腹部，振动的频率要快。每次操作10～20分钟，每日1次。

痛经是指女人经期来潮时，出现头晕目眩、胸闷气短、小腹胀痛、嘴唇发青、频频作呕，剧烈时浑身冒汗、四肢抽搐，甚至出现短暂昏厥的症状。痛经可谓女人体内的小魔鬼，对女人的身心造成了极大的伤害。

王小姐今年26岁，已婚，痛经的毛病已经困扰她几年了。做妇科检查及B超检查，无器质性病变，排除妇科炎症和子宫内膜异位症，也排除其他妇科疾病之后，确诊为原发性痛经。每次月经来潮，她都会感到小腹疼痛异常，严重时真有种生不如死的感觉。她吃过很多中药和西药，最后发现只有吃避孕药才有效，但是她担心吃避孕药会干扰内分泌，得不偿失。她听说我擅长偏方治疗，就专程来找我。

问诊时，我看到她的舌质暗红，有瘀点，舌苔薄白。当我用手轻按其小腹时，她不由自主地推开我，显然是按压让她疼痛难忍了。

一番诊断之后，我便给她写了一个偏方：红酒炖苹果。具体做法是：准备苹果400克，去皮，用刀切成月牙状；把切好的苹果放入锅里，倒入红酒（没过苹果即可），用中火炖煮15分钟后关火，让苹果在红酒中浸泡2个小时，随后食用。可加冰糖或蜂蜜食用。

我嘱咐她在来月经之前1～2周开始吃这个偏方，1～2天一次。

中医理论认为，痛经是气血不畅所致。阴阳失衡、气血失调、脏腑功能失常会导致冲任瘀阻，胞宫经血流通受阻，引起疼痛，即所谓"不通则痛"，或者"不荣而痛"。现代医学认为，痛经与体内的前列腺素水平有关。在月经前48小时，子宫内膜的前列腺素生成达到最高峰，会直接让子宫血管收缩，缺血缺氧，然后就产生了疼痛。这与中医讲的气血不畅是一回事。

红酒炖苹果是一种食疗法，红酒能起到活血化瘀的功效，用于痛经很对症。众所周知，苹果含有丰富的维生素，而其中的维生素B_6对痛经就有治疗作用。这两个作用加起来，红酒炖苹果治痛经自然就有效了。红酒炖苹果口感很好，患者乐于坚持食用。临床上有使用维生素B_6治疗痛经的方法，每次20毫克，每日吃3次，于月经前一周连续服用，这对中度的疼痛具有良好的效果。

除此之外，我还把振腹法教给王小姐，具体做法是：在来月经之前3天左右，取仰卧位，全身放松，将掌心置于神阙穴之上；靠腕关节带动掌指关节，产生柔和的震颤并作用于腹部，振动的频率要快。每次操作10～20分钟，每日1次。

关于这个方法的原理,《黄帝内经·素问·举痛论》记载:"血不得散,小络急引故痛。按之则血气散,故按之痛止。"所以,通过在腹部的高频率按摩,能达到通血脉、通气的效果,对于治疗痛经正合适。

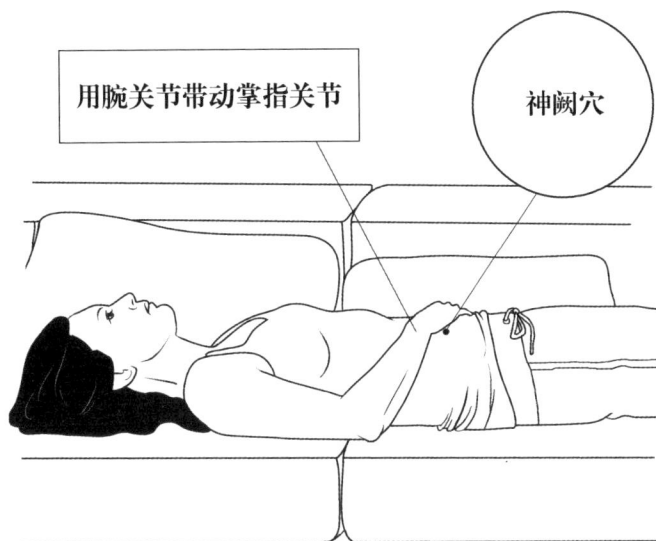

用腕关节带动掌指关节

神阙穴

在月经来之前 3 天左右使用"振腹法",赶走女人的"小魔鬼"

我还告诉王小姐,如果觉得振腹动作自己难以做到,可以在月经前三天,每日在肚脐眼及以下的小腹处多拔几个火罐,也能达到同样的效果。

王小姐听了我的建议,回去后停服避孕药并使用这两个偏方,当月经期到了时,疼痛就变得很轻微了。之后,她坚持使用,痛经症状基本消失,她的面色也越来越红润,因为红酒炖苹果还有美容养颜的功效呢。

53

三种中草药，让你对白带异常、外阴瘙痒说拜拜

> **症状：**细菌、真菌、滴虫、病毒感染引起的外阴瘙痒、白带异常。
>
> **偏方：**苦参、大黄、蛇床子、地肤子、防风各30克，薄荷10克，先用冷水泡半小时，然后文火煎汤至剩余汤液约500毫升；冲洗下阴处、阴道处，尤其阴道深处应注意冲洗，坚持使用一周。

我在临床实习阶段，跟诊一位老中医时抄下了一个偏方：苦参、大黄、蛇床子、地肤子、防风各30克，薄荷10克，先用冷水泡半小时，然后文火煎汤至剩余汤液约500毫升；冲洗下阴处、阴道处，尤其阴道深处应注意冲洗，坚持使用一周。

这位老中医凡是碰到女性有外阴瘙痒、白带异常的，基本就用这个偏方来治疗，顶多偶尔根据患者的情况稍作加减。我在他那里跟诊了一个月，发现凡是用了这偏方的患者，90%以上能取得治疗效果。

在妇科看外阴瘙痒、白带异常之类的病，一般要进行妇检，取些分泌物送去化验，以确定致病原因，才能对症下药。比如真菌感染的就用抗真菌药，滴

虫感染的就用专门的杀滴虫药，等等。

这位老中医却从来不这么干，事实上，他甚至不太懂什么叫作滴虫和真菌。他认为，反正都是外邪，用哪个药方都能给杀光！后来，我自己在临床上使用了这个偏方，效果也颇佳。等临床经验丰富了之后，我才明白这位老中医的高明之处。

外阴瘙痒、白带异常，这是女性私处常见的症状，引起这两个病的主要原因，其实就是外邪入侵引起的感染。至于是哪些外邪，现代的病原学研究已经弄得很清楚了，常见的主要是细菌、真菌、滴虫、病毒四大类病原体。老中医的偏方，对它们都有杀灭作用。比如要杀滴虫的话，蛇床子就有这本事，这个药对于阴道毛滴虫有良好的杀灭作用，单独用药的话，只要有足够的浓度，30分钟后滴虫就会大量死亡。要杀真菌的话，苦参就有这本事，尤其对于引起妇科病的常见真菌白色念珠菌，效果尤甚。

大黄不仅能杀病毒，而且对真菌、细菌都有杀灭作用，这主要靠的是大黄里的大黄素成分；地肤子也不只限于杀细菌，杀真菌同样是一把好手；薄荷除了能杀病毒，对杀灭真菌也有效。这个偏方里的几味药基本上能把常见的细菌有效杀灭，比如金黄色葡萄球菌、大肠埃希菌等。

对于外邪来说，上面这个偏方可以说是四面通杀，偏方里的几味药配合起来，比单独一味药的作用更强，而且不会有互相制约、互相拖后腿的情况。另外，加入薄荷后，它不仅能有效杀菌，洗到身上也会感到凉爽舒服。

正因为这个偏方基本囊括了针对外阴瘙痒、白带异常等多种病因的功效，老中医才会如此胸有成竹。在他眼里，这类病症的患者根本不用做什么检查，只要是外邪来了，这个偏方基本上都能从容应对。

54
让好妈妈不缺奶最简单的方法

症状：缺少奶水。

偏方：维生素E，口服，每次200毫克，每日2～3次，连服5日。

近年来，越来越多的人认识到母乳喂养的重要性，社会广泛提倡母乳喂养。大家都知道母乳喂养有利于孩子成长，无奈许多新妈妈产后奶水甚少，不得不给孩子喂奶粉。

半年前，来找我看病的金女士也出现了这种情况。她产后奶水甚少，不得已给孩子喂奶粉，但孩子对奶粉十分抗拒，常常饿得哇哇大哭。金女士爱子心切，希望我能想办法让她的奶水多起来。

现在，维生素E催乳神效已经是一个医学常识了，一般医生会建议患者采用，在医学刊物上也有许多相关临床报告。为什么维生素E会有这么好的效果呢？原因就在于它能通过促进乳腺末梢的血管扩张增加乳汁分泌。维生素E还有一个值得推荐的理由，就是在短时间内服用对母子都没有副作用，不会损害身体健康。

在产妇生产后，如果发现她们无乳或乳汁不足，在专业的产科医院里一般会有专业按摩师，在产后72小时内对其进行乳房保健按摩。通过乳房按摩，不但可以促进产妇加速泌乳，还能有效疏通乳腺管、预防乳腺炎等乳房疾病。但受各种原因所限，很多产妇无法享受乳房保健按摩的服务，而且做完乳房按摩奶水仍然稀少的情况也不少见。金女士的情况，很可能就是产后没有进行催乳按摩，才导致乳汁稀少。

了解情况后，我建议她口服维生素E催乳，每次200毫克，每日2～3次，连服5日，可以有立竿见影的效果。不过，有的产妇服药后会出现溢奶的现象，这无须着急，可以停止服用维生素E，待产乳正常即可。

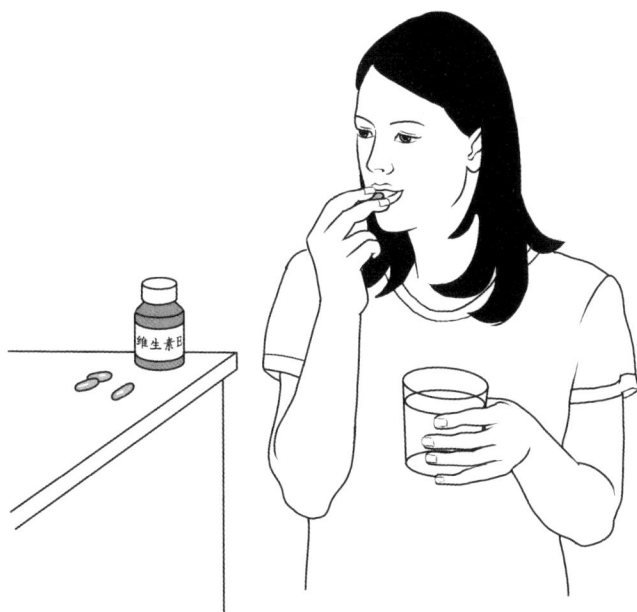

口服维生素E帮助产妇催乳

为了应对奶水过剩的情况，我同时给金女士推荐了一个猪蹄通草汤的偏方，可以在停服维生素E后使用。具体方法如下：

1. 准备一只猪前蹄，去毛后切块，6克通草或5克王不留行（又叫麦蓝菜）；

2. 把锅置于旺火上，加清水适量，放入猪蹄，武火煮滚后，改用文火煲1小时；

3. 加入通草或王不留行，煮30分钟左右，最后撒入调味料即可食用。

这个偏方中猪蹄是主要原料，通草和王不留行只是辅助通经下乳的。猪蹄之所以能下乳，靠的并不是肉，而是蹄甲，所以炖猪蹄时千万别把猪蹄甲给扔了。猪蹄甲的下乳功效有着悠久的历史传承。对它的记载见于《神农本草经》，在宋代的《证类本草》中也有明确记载："主伤挞诸败疮，下乳汁。"

金女士按我的要求服用4天后，奶量就增加了不少，已经能满足孩子的喂养。她怕连续吃维生素E导致奶水过多，后来就改用猪蹄通草汤，每个月她婆婆都炖给她吃。这样保证了充沛的奶水，现在孩子长得白白胖胖的。

55

生姜口服，缓解妊娠呕吐

症状：妊娠呕吐。

偏方：生姜切片含服或嚼服，也可以将生姜榨汁后喝生姜汁。

有一位患者看完病后，临走时突然想起一个问题，说他老婆刚怀孕，老是反胃呕吐，问我有什么办法可以对付。我告诉他，让他老婆多嚼点生姜就行了。

生姜是个止呕的良品，对于妊娠呕吐也有明显的缓解作用。将生姜切片后含在口里，使其汁液慢慢渗进口腔；或者像嚼口香糖一样咀嚼生姜片，将姜渣咽下，当然，吐掉也没问题；还可以用榨汁机榨成汁，装入瓶子里，每次喝一小口姜汁，先含在口里，再慢慢咽下。

生姜止呕的效果，自古以来就被人所推崇，甚至有称生姜为"呕家圣药"的说法。生姜止呕的原因，主要是它能抑制肠胃运动，松弛胃肠道的肌肉，这样便能缓解反胃、恶心的感觉。

生姜用于妊娠止呕，不但在中国人群中适用，在外国妇女身上也一样有效。

曾有两位外国医生做过这样一个试验，对有恶心呕吐症状的外国孕妇进行研究，孕妇被分为A、B两组，A组每日服用1克生姜，B组则服用等量的安慰剂（只有心理安慰作用，没有任何药物作用），只服用4天。在接下来的7天里，医生跟踪观察这些孕妇，记录数据，结果显示，吃生姜的妇女中，有87.5%的孕妇恶心呕吐的症状得到了改善，吃安慰剂的则只有28.5%。这个试验充分说明了生姜治疗妊娠呕吐的良好效果。因此，美国妇产科医生学会把服用生姜列为治疗孕妇恶心呕吐的主要措施之一！

不过，这个方法只能缓解，而不是根治。妊娠呕吐是因为妇女怀孕后，体内的性激素水平迅速升高，人体一时无法适应导致的。幸好，绝大多数妊娠呕吐的女性，都是在怀孕的早期才会呕吐，等怀孕过了一两个月，人体适应了以后，呕吐自然就消失了。生姜的作用就是能帮助孕妇度过这一两个月最难受的日子，尽可能地减少恶心、呕吐症状。

56

几个鸡蛋，就能解决乳头皲裂的烦恼

> **症状：** 乳头皲裂。
>
> **偏方：** 鸡蛋两三个，煮熟后剥壳，取蛋黄置于锅里，干锅加热翻炒，让蛋黄渐渐变焦变黑，最后渗出蛋黄油来，将蛋黄油外涂在乳头皲裂处，每日3～4次。

做母亲可不是一件容易的事，怀胎十月的艰辛且不说，孩子出生后，不分昼夜地吵闹、哭啼，要是自己的身体也出现什么不适，那就让人不胜其烦了。刚做妈妈一个多月的郑女士就遇到了这样的烦恼。

两个星期前，郑女士的乳头开始有些红，接着就开裂了，而且被文胸摩擦得生疼，感觉很不舒服。特别是在给孩子喂奶时，那种撕心裂肺的疼痛感，真叫她寝食难安。

郑女士打电话给我，问是不是孩子用力过大，把乳头咬破造成的。我告诉郑女士，乳头皲裂，是妇女哺乳期常见病之一。这个时候婴儿还没长出牙齿，不可能咬破皮肤和肌肉。很多妇女之所以会出现这种情况，多是因为她们的乳头比较细嫩，哺乳时乳头被孩子长时间含在嘴里，比如，有时候宝宝睡着了，妈妈任由孩子一直含着乳头，时间久了，乳头上皮被浸软，就很容易剥落，从而发生乳头破裂的现象。

医学界通常认为，新生婴儿每日吃母乳不要超过8次，不然就很容易造成乳头皲裂。另外，每次给宝宝喂奶时，也不要超过半个小时，因为在正常情况下，婴儿吸吮5分钟后，乳房里的乳汁量就已经去掉大半了。

治这个病有个不错的偏方：蛋黄油。取鸡蛋两三个，煮熟后剥壳，取蛋黄置于锅里，干锅加热翻炒，让蛋黄渐渐变焦变黑，最后渗出蛋黄油来。把蛋黄油外涂在用温水洗干净的乳头皲裂处，每日3～4次，一般3天左右就能治好了。

蛋黄油这个偏方很古老，早在北周时期的《集验方》里就讲到过它的疗效，即"治汤火烧疮方"。《本草纲目》中也有这样的记载："鸡子黄气味甘温，俱厚，阴中之阴，故能补形，补阴血，解热毒，炒取油治疮验。"蛋黄营养丰富，富含蛋白质、磷脂、维生素等，炒制成油后，涂在乳头表面，营养迅速被皮肤吸收，并形成一层保护膜，可预防感染，并很快就能让受损的乳头长好。这个方法不但可以治乳头皲裂这样的小伤口，而且被许多正规医院用来处理手术后迟迟不愈的伤口。

郑女士按我的方法使用了4天，果不其然，她的乳头皲裂逐渐愈合了。

乳头皲裂本质上就是皮肤损伤，跟我们平常因刮刮碰碰而导致的皮肤受伤没什么区别。但普通的皮肤受伤，我们可以用紫药水、碘酒、百多邦等来治疗，就是乳头这个地方有点麻烦，它还是孩子粮仓的出口呢，不能让孩子把这些药都吃进去了，况且紫药水等药物，起到的只是消毒杀菌的作用，无法给乳头提供营养，促进其快速愈合。蛋黄油就不同了，安全且无副作用，能给乳头提供足够的营养，即使被婴儿吸吮进去也没问题。

预防乳头皲裂，除了上面所说的，妈妈们要切记：一天内哺乳次数不要太多，不能让小孩含着乳头睡觉；喂奶时，不能让婴儿只吸吮着乳头处，要让婴儿把大部分的乳晕都含在嘴里。注意了这几点，一般就不会出现乳头皲裂这个问题了。

第七章

生活老偏方，处处帮大忙

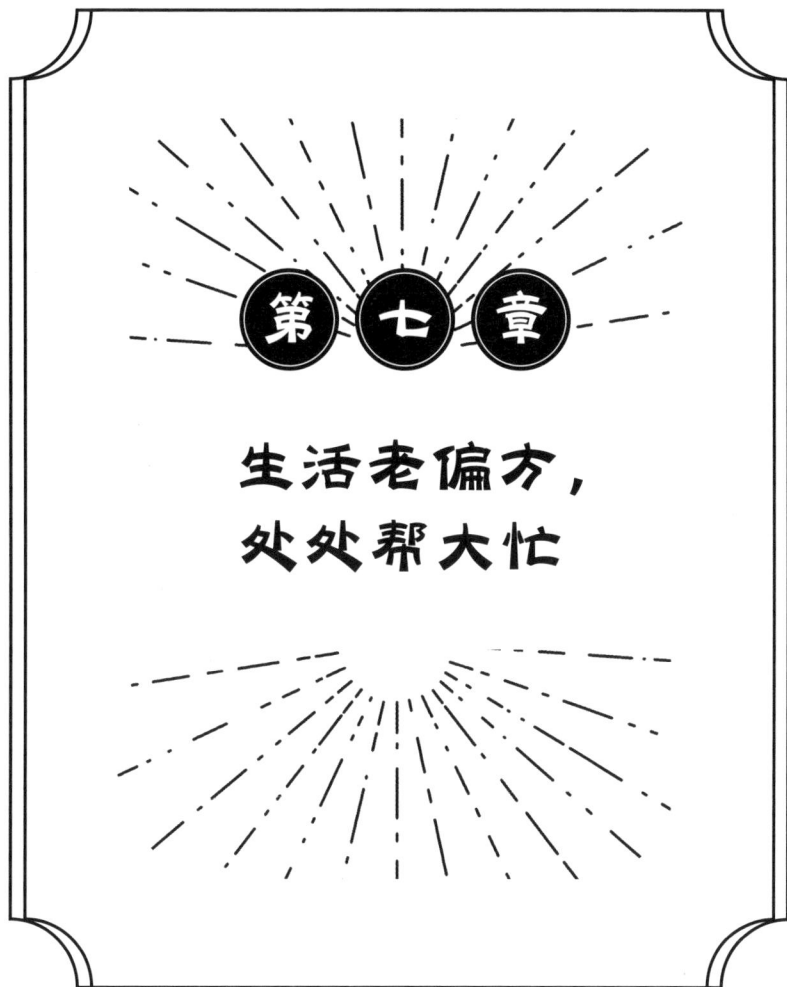

生活是有技巧的，保持健康也有很多奇妙有趣的好方法。

由于个人生活习惯、生活环境的影响，人们可能会患上各种小毛病，我们只要掌握一些小窍门，就能自己治病，既方便又轻松。

57

打嗝不断，烧一片指甲让你很舒畅

症状：打嗝。

偏方：①用指甲一小块，点燃闻味，即止。

②生八角100克，用两碗水煎至一碗，再加些蜂蜜煮沸，调好服用。

中医常说："甲为骨之末。"意思是说指甲是骨头的一部分。很少有人知道，指甲也能用来治病。

吃饱饭的时候打个嗝是很正常的，但如果连续不断地打嗝，自己又控制不了，就有点麻烦了。这种打嗝，医学上叫"呃逆"，一般是在受凉或进食过急、过快、过烫、过冷的情况下突然发生，吃辛辣食物尤其容易引起。

我小时候吃饭很快，有一次吃完饭又喝了杯冷饮，结果就开始不停地打嗝。父亲不急不忙地让我坐好，并告诉我尽量不要去想打嗝的事情，然后给我剪起指甲来。剪下一块指甲后，父亲擦着火柴点燃它，接着迅速吹灭，趁它尚烟气袅袅赶紧凑到我的鼻子下面，嘱咐我用力吸那烟气。就这么吸几下，打了几个喷嚏后，竟然不再打嗝了，真是神奇。后来我把这个既方便又神奇的方法推荐给周围的很多人，他们用了都说有效。

用科学的眼光审视此事，烧指甲治打嗝这个方法，奥妙在于指甲是不易燃的，点着之后能产生很多具有较强刺激性的烟雾，而且不会燃起明火。鼻子吸入烟后容易引起打喷嚏的神经反射，进而阻断、干扰引起打嗝的神经反射，从而止住了打嗝。后来我也尝试过不烧指甲，只是刺激患者打喷嚏，比如用鸡毛轻撩一下鼻子，结果喷嚏一打，打嗝也就立即停止了。

对于胃寒型的打嗝，还可以用八角汤来治。邻居的女儿有一次打嗝打得很厉害，好几天都停不下来，于是找我帮忙看看。询问后得知，她以前最喜欢吃冰激凌一类的东西，结果现在一吃凉的东西胃就受不了。检查时我发现她的舌苔上像是积了一层霜，因此诊断出她是因胃受寒而引起了打嗝症状。于是我就给邻居推荐了一个老偏方：生八角100克，用两碗水煎到剩下一碗时，再加些蜂蜜煮沸，调好服用。

这个偏方中的八角又叫作大茴香，是止嗝的主料，蜂蜜则是作为调味，中和八角的气味以便下咽。另有一味药叫作小茴香，中药书籍明确记载它能"温中止呕"，适用于胃寒型的胃气上逆呕吐。在中医看来，打嗝也是胃气上逆，所以止呕的小茴香一样适用于止嗝。西医也认可这种观点。

虽然大茴香和小茴香是两味药，但成分很类似，功效也相似。前面所说的八角汤用的是随处可见的大茴香，当然，如果有条件，这个偏方改为小茴香汤一样可行，对因胃寒引起的打嗝也非常有效。小茴香一般要到药店里去购买。

出门在外，如果打嗝不止，也有一种应急的办法，即按压内关穴。这个穴位很常用，能治很多病，希望大家记牢它的位置。

内关穴在小臂内侧的正中，离腕横纹两寸的位置（如将右手食指、中指、无名指三指并拢贴在小臂上，且无名指齐腕横纹的话，食指与小臂的交接处正中即内关穴）。从内关穴穿过胳膊到手臂外侧的对应位置，就是外关穴。正确的按摩方法是用拇指按压内关穴，与拇指对应，同时用食指按压外关穴，力度以感到酸痛为限。这样按压几分钟，打嗝一般就会止住。

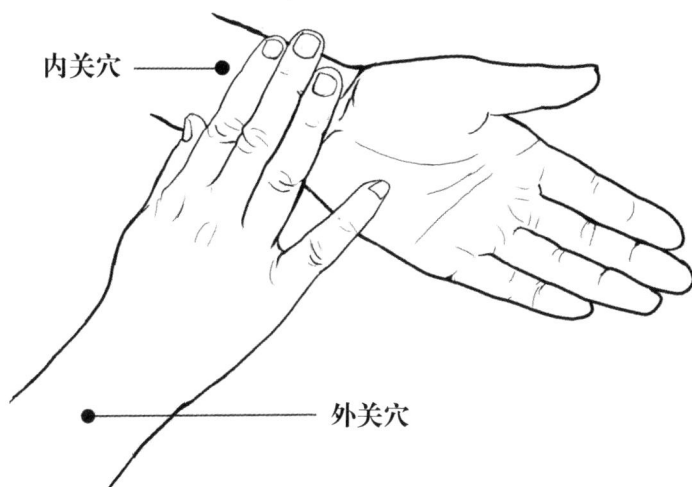

按照图示就可以找到内关穴和外关穴的位置，按压几分钟，能止嗝

治同一种病会有不同的方法，这得因人而异、因时而异。我们平时最好多掌握几种方法，这不仅可以帮助自己，还可以帮助周围的人，一举多得。

58

上班总疲劳，枸杞子来帮忙

症状：工作紧张引起的疲劳。

偏方：取10～20克枸杞子，放入茶杯浸泡于温开水中，每日饮用。

我有个朋友在一家会计公司上班，年薪很高，但压力也大，总有辞职的念头。了解他的苦衷之后，我告诉他一个缓解压力的好办法，就是用枸杞子泡茶喝。

为什么枸杞子能对抗疲劳呢？这里首先讲讲导致疲劳的原因。

像我朋友这种因为工作过度而引起的疲劳，主要是由于体内的能源物质过度消耗，导致能量不足。大量能量消耗的同时会产生大量的代谢产物如乳酸、丙酮酸等，这些代谢产物作为人体的垃圾，是导致疲劳的重要原因。如果休息时间不足，体内的垃圾老是清除不干净，自然就会整天觉得很累。要消除这种工作疲劳，喝枸杞子茶就是个妙招。

枸杞子里含有一种叫作"枸杞多糖"的物质，能够加快清除体内代谢产物的速度，清除体内的垃圾。这好比原来环卫工人扫大街用扫帚，扫了半天才能清洁几百米，但用上了专业的清扫车后，5分钟就能把一条街扫得干干净净。

枸杞子还能增加肝脏里肝糖原的含量。糖原是一种能量储备，肝糖原增多，就意味着人体备用的能量多，干活时就能保证能量供应，人自然就没那么容易疲劳了。

朋友依照我说的方法，每日取10～20克枸杞子，用开水冲泡，当茶水饮用。枸杞子味变淡消失后，就换上新的枸杞子泡水。朋友连续喝了一个月枸杞子水后，他说现在上班精神好了很多，渐渐打消了辞职的念头。

现代研究还发现，枸杞子除了能抗疲劳以及有一定的降血糖、降血脂的辅助功效，还可以在一定程度上提高免疫力。古籍《神农本草经》对枸杞子是这样评价的："久服坚筋骨，轻身不老，耐寒暑。"

在选择枸杞子时要认清产地，目前我国主要有三个地区出产枸杞子：一是甘肃张掖一带的"甘枸杞"；二是宁夏中卫、中宁等地的"西枸杞"；三是天津地区的"津枸杞"。其中，以宁夏出品为佳。

59

巧用桑叶，舒舒服服减肥

症状：肥胖症。

偏方：取干桑叶5克，晚饭后用冷开水浸泡，待次日凌晨空腹服下。
渣不要扔，再用冷开水浸泡，在三餐前当茶饮，傍晚再换
新的。

前两年，朋友老陈职务提升当了领导，之后就是大鱼大肉到处应酬，他的体型也慢慢地横向发展了，体重一下子飙到90公斤。更让他发愁的是"三高"等病症也伴随而来，为了有健康的身体，老陈只好减肥。他去找过医生，医生们的说法不外乎是让他少吃肥甘厚腻的高热量食物，而且要多运动。

这可把老陈愁坏了，突然让他不吃肉，还要多运动，那滋味可真不好受！于是他来找我，希望有什么偏方可以让他舒舒服服地减肥。我告诉老陈，有倒是有，但效果肯定会慢些，得做好心理准备。这个药方需要很多丁桑叶，最好是霜降（10月份）后采摘的。每晚用一杯冷开水浸泡5克左右，第二天凌晨空腹服下；继续冲冷开水浸泡，在三餐前当茶喝。到了傍晚换新的桑叶浸泡，次日

饮服。如此循环往复数月，体重肯定能减轻。减肥成功后，要继续饮用桑叶茶进行预防。

桑叶能减肥主要是因为它里面含有一种生物碱的成分，在肠道中会与一种葡萄糖淀粉酶结合，使其不能发挥作用。在正常情况下，糖分要依靠这种酶才能分解成小分子糖并被吸收，所以这种酶一旦失去作用，会造成大量糖不能在小肠内消化吸收，进而减少血液吸收的糖分。此外，桑叶还含有甾醇和黄酮，在肠道里能抑制脂肪和胆固醇吸收。这样即使患者仍然每日大鱼大肉，吃下的脂肪、糖大多数也只是"酒肉穿肠过"，真正吸收的会明显减少，因而摄入的能量和热量会减少，甚至还要动用体内的储备脂肪。长此以往，人自然就会瘦下来。

老陈很快在一个开药店的朋友那里弄到了不少桑叶，然后坚持天天泡水喝。过了不到半年时间，老陈的身材就恢复到以前的样子了。另外他还有一个发现，这半年来他的白头发也少了一些，就问我是不是与桑叶有关。我点点头告诉他，从中药药性来说，桑叶具有祛肝清热、凉血明目之效，而中医认为"毛发早白"与肝肾阴虚、精血不足有关，所以桑叶对减少白头发确实有一定的效果。

其实桑叶还有一定的补钙作用，其中钙元素含量比民间补钙良方所用的红虾或鱼粉都高。并且有研究发现，晚秋时节的桑叶中钙含量比春天时更高，中医古籍里也有过相关记载。

此外，产生肥胖症的原因并不简单。像老陈这种情况属于单纯性肥胖，主要是他吃得多，运动得少，多余的能量在体内变成脂肪储存了起来，这种情况用桑叶茶就会有效。如果能同时配以饮食控制、适量运动，其见效会更快。不过，如果是病理性肥胖，如肾上腺皮质功能亢进引起的肥胖，这个偏方就只能作为辅助治疗了。其实临床上所见的肥胖，绝大部分是单纯性肥胖，病理性肥胖比较少见。

60

晕车晕船不可怕，肚脐眼上有窍门

症状： 晕车、晕船。

偏方： 准备伤湿止痛膏1片，乘车或乘船前，先用温水洗干净肚脐周围的皮肤，然后将伤湿止痛膏贴于脐部。

曾在报纸上看到过这样一个故事：有一个年轻女子到省城探望住院的母亲，步行了两天两夜，最后走到母亲所在的医院时，发现自己的鞋已经走破了。

刚看文章开头，我就觉得纳闷，如今交通运输这么发达，怎么穷也不至于要步行两天两夜啊？再往下看，原来这个年轻女子患有晕动症，只要一坐车或坐船，马上就会呕吐不止、浑身乏力。这种煎熬不是一般人能体会的，对她来说步行虽然艰苦费时，但还算是相对容易的事情了。

所谓晕动症，是指人们在乘车、船或飞机时，车、船或飞机的速度忽快忽慢，加上颠簸震动，超出了内耳平衡器官的适应能力，因而产生头晕、头痛、恶心、呕吐、虚脱、休克等症状，一般还会伴有面色苍白、出冷汗、心动过速或过缓等症状。如果是身体条件本来就不好的人，又受到周围污浊环境的影响，则有可能加重或诱发此病。

晕动症一般只在旅行途中发作，一般人出发前准备些止晕药就足以应付，但对有些人来说，吃止晕药根本于事无补。在这种情况下怎么办？医生也许会教给你一些缓解方法，譬如用冷毛巾敷在面部和胸部上缓解症状；或者在出发前尽量不要进食，当恶心作呕时，就找个地方尽情地吐吧，吐完后便会慢慢恢复。但是，这些只是权宜之计，无法消除晕动症反复发作。

现代人的生活已经离不开交通工具，如果患有晕动症，出门就非常不方便。我一个朋友的女儿，职业为记者，几乎每日都离不开交通工具，这对患有晕动症的她来说真是件痛苦的事情。她每次出差前都要准备晕车药，即便如此，晕动的症状还是无法消除。可怜天下父母心，朋友因此来找我帮忙。

听了朋友的描述，我对他女儿的晕动症有了一个初步的了解。大多数人在对吃晕车药这个问题上一直误认为是上了车或者登上飞机之后才吃药，其实应该提前半个小时甚至一个小时服用才能起到最佳效果。并且晕车药本身治晕动的效果也是有限的。

根据朋友女儿的情况，我推荐了一个治疗偏方，就是每次坐车或者乘飞机前半个小时，先用温水洗干净肚脐周围的皮肤，然后在脐部贴一片伤湿止痛膏；如果认为这不保险的话，还可以再贴两张在双手的内关穴上。这样提前做好准备，晕车的症状一般就不会再出现了。

为什么要用伤湿止痛膏贴在内关穴上？中医里有句话叫作"公孙内关胃心胸"，意思就是说公孙穴和内关穴专治胃部、胸部的不适，对于晕车时的恶心、呕吐、胸闷等症状正好适用。在中医学中，脐部又名神阙，它与脾胃有紧密的联系，其经脉与任脉、督脉相关联，因此敷脐疗法乃中医常用的一种止呕方法。临床上应用于怀孕后剧烈呕吐、梅尼埃病均有效。这两种病引起的恶心呕吐非常剧烈，相比之下，晕动症的症状反而是小巫见大巫了！所以，伤湿止痛膏对晕车的人来说真是福音。

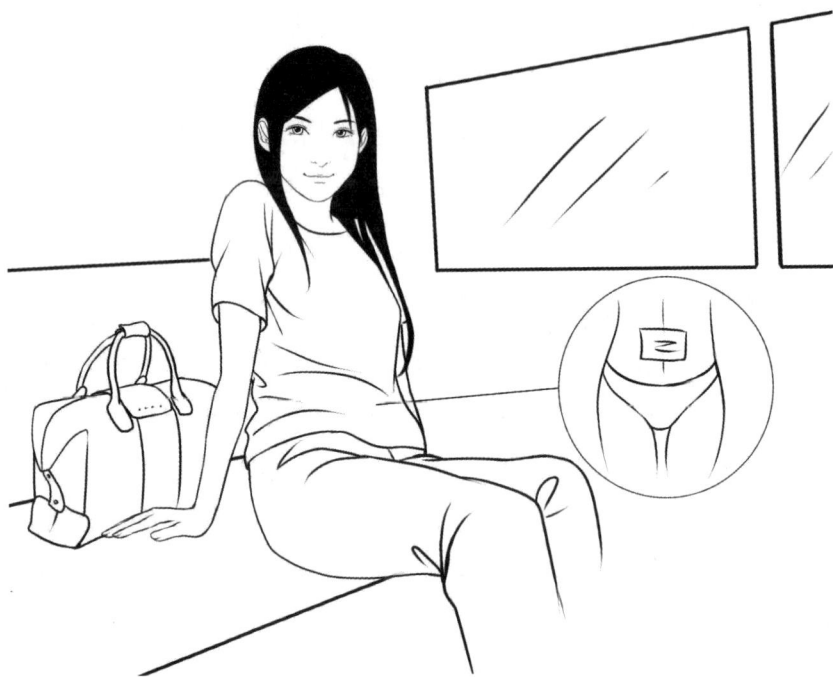

出行前，先清洗肚脐周围皮肤，再将药膏贴于脐部，缓解晕动症

没过两天，朋友的女儿正好又要出差，这次她按照我教的方法贴了伤湿止痛膏。下了飞机后，她开心地打电话告诉我，她这次一点事都没有，神清气爽，精神抖擞，真的是太神奇了！

晕动症患者如果一时找不到伤湿止痛膏，也可用创可贴，只要贴对地方就行了。这个偏方主要还是靠穴位刺激，贴膏上的药物只是起辅助刺激作用。

您看，小偏方解决大麻烦，这不就是一个非常好的例子？

61

打针输液隐患多，小心得了静脉炎

症状：静脉输液后局部胀痛、硬结、红肿。

偏方：①取适量六神丸研磨，用酒或蜂蜜或醋调成糊状，然后均匀涂在静脉炎的患部，用纱布包好并固定。一般每日敷2次，每次敷4个小时。敷药后要定期往纱布上滴水，以保持湿度。

②用土豆片或土豆泥外敷，2～4小时更换一次。

现在去看病，有些医生往往喜欢给患者开吊瓶，患者本身似乎也对打针输液很有偏好。究其原因，在于大多数人认为打吊针是见效最快的医疗手段。一项资料统计显示：在中国医院就医的患者打针吊瓶率达到90%，而在外国只有30%。患有静脉炎的人多，显然跟中国人打针吊瓶率较高有关。

静脉炎是因药物刺激血管壁，产生局部血管及皮肤组织炎性渗出，或者吊瓶时手脚移动，使药液渗出到血管外的组织而引起的一系列炎症。临床表现是患肢有条索状硬结，压痛明显，局部皮肤变红、发肿、发热、疼痛。一般来说，只要用热敷的方法就能治愈，如果希望见效更快、更好的话，也可以试试下面两个简单易行的老偏方。

第一个偏方是取适量六神丸研磨，用酒或蜂蜜或醋调成糊状，然后均匀地涂在静脉炎的患部，包上纱布再用胶布固定。每次敷4个小时，每日敷2次，不过要注意在敷药后定期往纱布上滴水，以保持湿度。一般用上三四天就能把病治好。

六神丸是由珍珠粉、牛黄、麝香、雄黄、冰片和蟾酥等中药组成的，有清热解毒、消痈止痛的效果。六神丸里最主要的成分是蟾酥、牛黄和冰片，现代研究发现，这三味药具有强大的消炎止痛效果，因此用于静脉炎很对症，所以能收到显著的效果。

以前有一个关于六神丸的传说。上海有个孤儿叫雷云尚，长大后做生意富甲一方，常接济穷人。有一年江南旱灾，饥民涌进上海，雷云尚开灶赈济饥民。到第四十九天二更时分，一个要饭的老公公在门外怒喝："自己因腿脚不便来迟了，雷家就不给饭吃，原来是假善人！"伙计赶紧向他解释，雷掌柜的儿子嗓子肿痛，求医服药无效，掌柜为此愁累，才提前收档歇息。老公公吵嚷说："他儿子就金贵？我就该饿死！"雷云尚出来问清原委，当即给老公公赔礼，吩咐伙计准备饭菜。老公公吃饱后抹抹嘴，说："我老汉从不白吃，听闻令郎患喉症，我说一药，服后即愈！"于是用手指蘸茶水在桌上写下"珍珠"两字，便飘然而去。雷云尚正惊疑，外面又来一瘸腿老公公讨饭吃。他吃饱之后，也用手指蘸水写了"牛黄"两字就走了。当晚前前后后来了六个人，饭后都说了一种治喉病药物。雷云尚突然明白："这是仙人在救我儿子啊！"次日就命伙计备齐六味药——珍珠粉、牛黄、麝香、雄黄、冰片和蟾酥，煎水给儿子服下。才服2剂，雷云尚的儿子就可以张口说话，并能吃能喝了。雷云尚想到此药可以造福世人，于是出钱购置药材，研末制丸……这就是传说中六神丸的来历。

六神丸有较强的消炎镇痛作用，可作为家庭常备的中成药，用于治疗口疮、咽喉肿痛、扁桃体炎；外敷还可治疗疖疮、痈疽疮毒、红肿热痛等急性皮肤感染和炎症。如果用于止牙痛、牙龈炎、牙周炎等，效果也特别好。其治疗方法是：每次含服4粒；再将5～10粒研成细末，涂于患部，1个小时左右疼痛即可消除。

但需要注意的一点是，不能把六神丸当作保健品在日常生活中滥用，因为它含有的蟾酥、雄黄均有一定的毒性，用于小孩子时要格外注意按说明书上的用量使用。此外，六神丸含有的麝香易引起孕妇流产，所以孕妇忌用。

治疗静脉炎，还有一个土豆外敷的偏方。先将土豆洗净，再切成厚约0.3厘米、直径约3厘米的圆形或2厘米×4厘米的长方形薄片；然后沿静脉炎的走向一个接一个贴敷；最后在土豆片上包一层保鲜膜，2～4小时更换一次。

除了把土豆切片外用，还可以将土豆捣成泥状，外敷在静脉炎的患部，其余注意事项同上。一般3～7天静脉炎便可痊愈，治愈率在90%左右。治病原理：土豆含有胆碱烷衍生物茄碱，能促进血液循环，起到活血、化瘀、止痛作用；同时土豆中所含的大量淀粉具有吸水作用，能吸收发炎、肿胀组织里的水分，从而起到良好的消肿效果。

62

甲沟炎，好疼！请用大黄、凤仙

> **症状：** 指甲一侧或两侧的甲沟及其周围软组织化脓性感染。
>
> **偏方：** ①大黄焙干，研末，加醋调匀，患部清洗后敷用，每日或隔日更换，亦可采用大黄水直接浸泡的办法。
>
> ②取新鲜凤仙花约100克捣烂，将捣烂的药物包敷在患指甲盖及甲沟周围。

杨女士下岗后在饭店做洗碗工，因此落下一个毛病，即指甲一侧经常有红肿现象，天冷的时候尤其严重，甚至还会化脓。两年前去医院做了一番检查，医生告诉她这是甲沟炎，要拔掉指甲。杨女士当时以为拔了指甲就不用再受这份罪，就同意拔甲。谁知不到一年，又见有新指甲长出，甲沟炎随即复发。都说十指连心，甲沟炎痛起来仿若钻心，不但不能正常工作，日常生活也被搅得一团乱。

所谓甲沟炎，是指甲一侧或两侧的甲沟及其周围软组织的化脓性感染。有啃手指、撕肉刺习惯，或者从事对手和脚伤害比较大的职业的人，都容易得甲沟炎。一般拇指更容易患病，多是由于刺伤、撕剥肉刺或修剪指甲过深等损伤引起的；脚趾的甲沟炎则多因嵌甲或鞋子过紧引起。像杨女士这样的患者患病与她的职业有关，她的双手长时间浸泡在脏水中，疏于防范就引起了甲沟感染发炎。

甲沟炎刚发生时，常在一侧甲沟皮下出现红肿、疼痛的症状。如能及早治疗，炎症则会很快消退好转，迟了就有可能病变化脓，红肿区内还可能有疼痛感，不易破溃出脓。这种炎症还有可能发生于甲根处，或扩展到另一侧甲沟，感染加重时常有疼痛加剧和发热等全身症状。因此，甲沟炎并不仅仅是手指或者脚趾的问题，患者一定要加以重视，以免延误病情。

中医认为，甲沟炎的发生是因外邪入侵甲沟，造成气血瘀滞，经络受阻，瘀热不去，热盛则肉腐成痈，属疮疡范畴。中医治疗甲沟炎有一味特效药，就是大黄，将大黄焙干研末，再加醋调成糊状，外敷于甲沟患部即可。

用此法治疗能达到活血祛瘀、抑菌消炎、收敛和消除局部炎性水肿的效果。如果指头化脓，并出现局部胀痛和搏动性疼痛，则要切开引流以降压并减轻疼痛，避免压迫血管，然后再继续外敷醋调大黄粉。

当时我给杨女士介绍的正是醋调大黄粉外敷的方法，她用药不到2天，红肿和疼痛感便有所减轻。到第4天肿胀和疼痛感就消失了，差不多一周后就痊愈了。

大黄味苦性寒，《本草纲目》载大黄主"诸火疮"，具有清热解毒、活血祛瘀等功效，可清血热、破瘀血、消肿痛、去瘀生新。现代医药研究发现，引起甲沟炎的主要感染病菌是金黄色葡萄球菌，另外如念珠菌之类的真菌感染也挺常见，而大黄中的大黄酸、大黄素等成分恰恰具有较强的抗菌作用，对金黄色葡萄球菌、链球菌等细菌最为敏感，对真菌也有杀灭作用。所以治疗甲沟炎，只用大黄一味单药便可以见效。

如果嫌大黄研粉麻烦，亦可采用大黄水浸泡的办法：采用生大黄200克煎水，然后用大黄液浸泡发炎的甲沟，每日2次，每次半小时左右，一般一周左右即可治愈。

除了大黄，还有一个偏方也值得推荐，即取新鲜凤仙花约100克捣烂，包敷在患指甲盖及甲沟周围，每隔12小时换药一次，7天为一疗程。凤仙花又名指甲花，研究显示它含有一种叫作凤仙花萘醌元（MNQ-1）的抗菌物质，对细菌、真菌有强大的抑制作用，所以治疗甲沟炎同样有效。

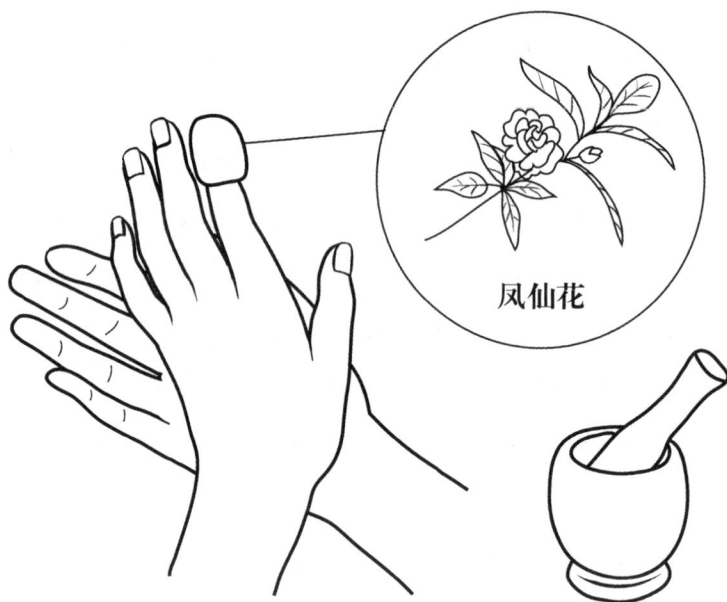

将捣烂的新鲜凤仙花包敷在指头上治甲沟炎，这个方法也不错

63

解决高血压，方法真不少！

> **症状**：高血压。
>
> **偏方**：杜仲叶、枸杞子泡茶，或者葛根煮粥服用。由于个体差异较大，
> 具体剂量和频次要自行尝试调整。

一位退休干部在吃饭时突然觉得天旋地转，头晕眼花，急忙来医院看病。检查后确定他的症状是由血压高引起的，于是给他用了降压药。症状消失后，老人说他以前吃西药有严重的副作用，所以很畏惧西药，问我在继续治疗中有没有食疗的方法可以采用。于是，我提供了几个偏方给他，毕竟中药降压的选择还是挺多的。

首先推荐的是杜仲。用新鲜的杜仲，或者药房里卖的杜仲（药房里卖的都是用杜仲皮炮制而成的），每次取10克杜仲泡水服用，早晚各一次。《神农本草经》中记载杜仲有降压的功用。现代研究也发现，杜仲含有一种叫松脂醇二葡萄糖苷的成分，它能抑制血管壁平滑肌的钙离子内流，使血管扩张，从而达到降压的目的。降压药里有钙离子拮抗剂这类成分，就是专门抑制钙离子内流

的，比如大名鼎鼎的拜新同、圣通平等，都属此类。

接着，我推荐了枸杞子。枸杞子既可以泡茶，也可以泡酒。泡酒的比例一般是300克枸杞配上1000克白酒，浸泡2周左右即可。常喝枸杞酒有两个好处：一是枸杞子里的枸杞多糖对于收缩压、舒张压都有降低作用；另一个是里面含有的少量酒精成分能起到活血通窍作用，还能降低日后心脑发病概率呢！

葛根也有降压作用，取30克葛根与1～2两粳米，加水煮粥服用，一日一次。葛根这味药的历史很悠久，《诗经》里就有一首名为《采葛》的诗。葛根里含有的葛根素能降低高血压患者血浆内皮素（ET）的水平，从而达到降压效果。另外，葛根对高血压引起的心脏肥大症也有疗效，有保护心脏和逆转肥大的作用。

听我讲了这么多偏方，他有点糊涂，不知道使用哪个偏方最好。我告诉他这没有最佳答案，因为上面所讲的这几个偏方都有明确的作用原理，疗效肯定，只是各自的作用机制不同，要因人而异。任何偏方或药物都不可能是100%有效的。对这些调节血压的偏方，不要想着一试就能见效，使用时应当经常监测血压。有明显效果的话就放心继续使用，无效的话再另想办法，这才是科学的态度。

他回去后尝试了几次，过了两个星期过来跟我说，他每次用枸杞子20克泡水，一天喝两次，发现血压很快就平稳下来了。我告诉他还要继续注意定期监测血压，如果效果不好，那就要及时调整。

最后还要提醒一下，中药降血压的疗法在医学界虽然公认有效，但降压效果也是有限的。如果以上方法效果不好的话，还应该及时服用医嘱的降压药，毕竟把血压控制住才是最重要的。

64

常吃三样东西，提高免疫力不生病

症状： 免疫力低下。

偏方： 党参25克，香菇（鲜）50克，黄芪15克，鸡肉适量，加入葱、姜、料酒、盐等，一起清炖1个小时左右。

中医学中没有"免疫力低下"这种说法，但有气虚、体虚等类似的概念。患者很容易出现感冒、咽喉炎、肺炎等感染症状，因为体内正气不足，外邪容易反复入侵。西医解释为免疫力低下，讲的是同一个意思，所以提高免疫力其实是中西医学共同追求的目标。

廖女士是图书馆的管理员，一天她向我请教，说她有位姑姑得了慢性肺气肿，经常出现肺部感染，最近一个月又发病了，一直在使用抗生素，但现在还没有治好。医生说她年纪大，体质很差，自身免疫力低下，所以容易感染。听她介绍完情况，我便给她介绍了一个药膳偏方，就是香菇、党参、黄芪炖鸡，吃起来味道甘美，不会像喝中药那样难以下咽，适于长期服用。

清炖鸡本身就是补品。黄芪、党参也是普通人都知道的著名补益中药。可能一般人不太清楚香菇的补益作用，其实在《本草纲目》中就已有记载："香菇性平、味甘，能益气不饥。"

民间有个传说：古时候龙泉东乡龙岩村（今属浙江省丽水市庆元县），有兄弟三人靠烧炭度日。一天，老三吴昱挑着炭下山，忽见一白发老妇牵着一个孩子站在路边。吴昱上前询问，得知老妇祖孙二人想去邻村借点粮食度日，无奈孩子实在饿得难受，见到树上的桃子便哭着要吃。桃树虽然结着累累果实，下面却是深不可测的龙潭，吴昱十分同情这一老一少，就放下炭担爬树摘桃子。刚伸出手，就听见"啪"的一声，树枝折断，吴昱跌进了深潭……奇怪的是，吴昱沉入潭底后并无大碍，却看见左侧一扇月洞门蓦地敞开，往内走才发现别有洞天。突然有一个鬓发如霜、手持龙头拐杖的老妪，迎面走来，笑着说："吴昱，你为人善良，又能急人之困，美德可嘉。我是黎山老母，适才路边的老妇就是我。"老妪边说边用手掌在拐杖上拍了几下，霎时，杖上长出一朵褐色鲜蕈，香醇之气扑鼻而来。此时，她又说："此物叫香菇，食后长生不老。"

香菇里含有一种叫香菇多糖的成分，有提高免疫力的作用，不但可以用于治疗反复感染，还可用在宫颈癌、恶性胸腔积液、胃癌、肺癌等肿瘤的辅助治疗上。如果用香菇多糖作为关键词在医学专用的期刊数据库中搜索一下，可以轻易搜出来几百篇文章，可见其疗效确实得到了很多医生的认可。

此外，像黄芪、党参这两个补益的知名中药以及更出名的人参、灵芝等，它们的有效成分也是多糖，分别叫作黄芪多糖、党参多糖等。这些多糖都能对人体的免疫功能产生促进作用，可增强网状内皮系统、巨细胞、天然杀伤细胞、杀伤性T细胞等免疫细胞的活性，促进抗体、补体的生成，诱发产生干扰素。因此，将香菇与黄芪、党参这三种富含多糖的食材相结合，并搭配滋补佳品鸡肉一起清炖，长期服用，自然就能起到提高免疫力的效果了。

廖女士听我解释完，觉得非常有道理，于是打电话让她姑姑坚持按这个方法吃。后来听说她姑姑坚持了一段时间，效果挺好；再经过检查发现，肺部感染已经完全治好，面色红润，声音洪亮，整个人精神多了。以前走一段路就满身大汗（正是气虚的表现），现在这个毛病也消失了。我告诉廖女士，既然有效，那就可以长期坚持吃，一周吃上一两次就可以了，同时再配合运动锻炼，那样她姑姑的免疫力就能一直保持在较高的水准上！

65

苍术、艾叶煮起来，家居消毒保平安

症状： 呼吸道感染导致的感冒、咽喉痛等。

偏方： 将适量的苍术、艾叶加半斤左右的清水，放入电饭锅内浸泡
30分钟，然后电饭锅通电，置于要消毒的房间里，关闭门
窗，持续加热，让水汽熏蒸1小时即可。

极少生病的张女士搬进新房后，身体就开始不舒服，经常感冒、咽喉痛、吐黄痰，半年内来我所在医院看了三次病。我诊断为上呼吸道感染，每次给她开药治疗，很快都能起效，但总是会复发，这让我很费解。后来了解到她是在住进新屋后才出现这些症状，我便怀疑是装修后留下的化学物质所致。但她又说新屋装修完后，专门空置半年，等气味都散光了才入住的。

再细问一下，才知道张女士买的房子方位不太好，整天都难见到阳光，通风也不理想。我告诉她："没有阳光、通风不好，屋里容易滋生细菌，住在里面的人难免会经常生病。"

张女士听完觉得很有道理，于是我给她推荐了苍术加艾叶煮水的办法，对

屋子进行消毒，杀灭屋内的细菌。具体方法是：按家里每平方米1克苍术、1克艾叶的分量计算好药量，然后在电饭锅里加入清水，再将药材浸泡上半个小时，然后关闭要消毒房间的门窗，将电饭锅通电，持续加热。等水汽不断蒸发出来，熏蒸1个小时左右即可。

艾叶、苍术均是常用中药，《名医别录》《神农本草经》都有记载，所以用这两味药来进行家居空气消毒有着悠久的历史，早在汉代就有"苍术能避一切恶气"的说法。《本草正义》记载："（苍术）芳香辟秽，胜四时不正之气，故时疫之病多用之。最能驱除秽浊恶气。"艾叶就更有名了，民间流传有"家有三年艾，郎中不用来"的谚语。在古代，主要是将这两味药燃烧，用烟熏的方法来消毒，其实，使用煮水熏蒸的方法一样有效。艾叶挥发油中含有桉油精，对于常见的金黄色葡萄球菌、枯草杆菌、甲乙型溶血性链球菌、白喉杆菌、肺炎双球菌均有明显的抑制作用；苍术里则含有桉醇、苍术醇等成分，对结核杆菌、金黄色葡萄球菌、铜绿假单胞菌等也有杀灭作用。一般情况下，用这种方法能使房间里空气的细菌数量降低到原来的1/20左右，杀菌率达到93%以上。因为疗效确切，这个杀菌方法在医院里也是常用的。

张女士回家后采用了这个办法，一个星期熏蒸一次，煮出来的水汽气味芳香，沁人心脾。从此以后，她呼吸道上的各种小毛病就一去不复返了。

66

快速解酒法，让你千杯不醉

症状：醉酒。

偏方：取葛花10克，用温水浸泡，再加入蜂蜜，饮酒时适量饮用。

　　酒是人与人之间联络感情的一种媒介。古人云："无酒不成席。"古代还有"酒逢知己千杯少，话不投机半句多"等名言。但酒又是损害身体健康的麻醉品。

　　中医认为酒性热，《神农本草经》中记载："大寒凝海，唯酒不冰。"虽然如此，但饮酒还是应该适量，才不至于损害健康。我的一位朋友雷先生，为了做生意多签单，就经常醉倒酒场。

　　雷先生办了一家广告公司，平时应酬很多。一天他签了一个大单，喝到大醉才回家，东倒西歪，还发酒疯，他老婆连忙打电话向我求教解酒的方法。

　　我叫她用蜂蜜冲温开水，让雷先生喝上五六勺就没问题了。第二天早上雷先生给我打来电话表示感谢，他说雷夫人昨晚按照我的方法给他喝了蜂蜜水后，过了两三个小时他就觉得头脑完全清醒了，以前他醉酒后第二天肯定会头痛，这次喝完蜂蜜水后却没有这个症状。我告诉他这个蜂蜜水偏方不但能解酒，而且能预防醉酒，若想达到更好的效果，最好还要加上葛花，配成葛花蜂蜜茶。

葛花向来就是一味解酒的特效中药材。民间曾有"千杯不醉葛藤花"的说法，"葛藤花"就是葛花。我国古代医书都称它能"解酒醒脾"，如《名医别录》就认为："葛花气味甘、平，无毒，主治消酒。"现在市面上销售的大部分解酒茶都含有葛花成分，有的甚至直接叫葛花解酒茶。葛花能减少肠道和胃对酒的吸收，而且能加强肝脏里乙醇脱氢酶的活性，以加快酒精在肝脏里分解代谢的速度。

蜂蜜含有大量的果糖，可以加速乙醇代谢，迅速分解代谢体内的酒精。很多喝得烂醉的患者被送去医院后都会被吊上一瓶果糖液。因为大量饮酒后可能导致酒精性低血糖症，而喝蜂蜜茶补充糖分就对症了。

雷先生听了我的建议，以后每次赴宴喝酒前都事先喝葛花蜂蜜茶，或者事先配好一瓶，喝酒前先喝上几口，喝酒过程中也不时拿出来喝上几口。这个方法他屡试不爽，说不仅使自己酒量大增，还不容易醉倒。不过我提醒他，钱赚得再多，总是不及身体健康重要，酒还是少喝为妙。

如果葛花这味药不好找，还可以用葛根来代替，它含有类似的解酒成分。除了葛花蜂蜜茶这个偏方，如果能注意以下细节，醉酒就更不会发生了：1. 喝酒前大量喝水，再加一勺食盐就更好，这样可以起到利尿的作用，多排酒精的代谢产物；2. 吃些辣菜，吃得满头大汗最好，这样可以让酒精从汗液中排出。四川人喜欢在吃火锅时喝啤酒，而且喝十几瓶都不醉，除了个人酒量的原因，与他们吃火锅时出大量汗排出酒精也有关系。

不过，这两个方法只能起辅助作用，因为酒喝进肚子里后只有10%左右能通过尿或汗排出，其余90%是在肝脏里代谢分解。也就是说，靠这两个方法只能起到10%的解酒作用！

67

失眠不用怕，早晚巧喝茶

症状：失眠。

偏方：早晚喝茶。早茶：上午10点前喝红茶。晚茶：枸杞子茶。取枸杞子15克、柏子仁15克（也可以用五味子10克代替）开水冲泡，加盖焖5分钟，每晚代茶饮用。

睡眠对于人的健康至关重要，俗话说："千金难买好睡眠。"甚至有人认为"睡眠是最好的药"。人一天一般需要8个小时以上的睡眠时间，且应该保证睡眠的质量。

如果长期睡眠不足或睡眠质量太差，大脑的疲劳难以恢复，其机能就会受到严重影响，聪明人也会变糊涂。很多人神经衰弱就是严重睡眠不足引发的。

严女士曾有一段时间患上了重度失眠症，常常夜不能眠，或者睡后很容易醒，醒来后又无法入眠，如此反复让她疲惫不堪。这究竟是什么原因造成的呢？

严女士处于而立之年，虽然事业成功，却依然单身。父母为女儿的终身大事发愁，但他们不知道女儿一直没能走出失恋阴影，所以父母屡次安排相亲，便成了对她的一种刺激。一段时间下来，严女士不仅人消瘦了，脾气也变得急躁易怒。晚上睡不好，白天没精神，她经常感觉头昏眼花、头痛耳鸣，工作效率也下降了不少。后来吃了一段时间安定药，而且越吃剂量就越大。她担心吃多了上瘾，又怕有副作用，因而希望我能提供一个安全妥当的方法。

我考虑到严女士的失恋和发病情况，觉得复杂的方法不适合她，于是就介绍了一个喝茶治失眠的轻松办法。严女士听了觉得很奇怪，通常说喝茶让人兴奋，那样岂不是越喝越失眠？

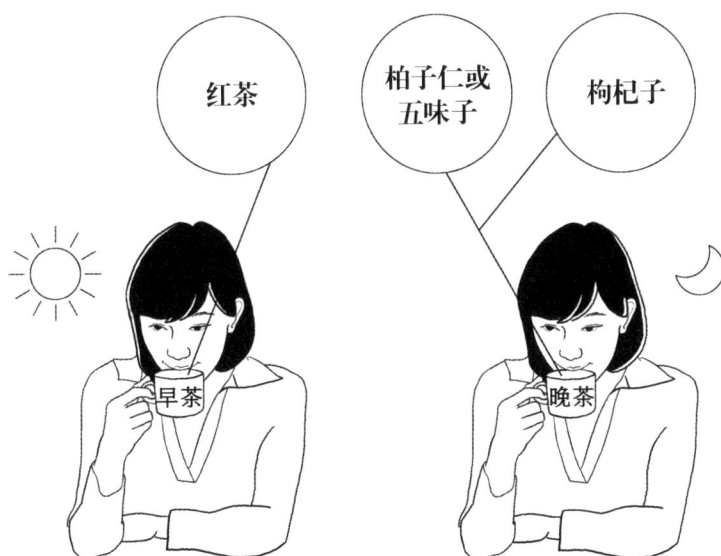

早上10点前喝红茶，晚上喝枸杞子茶可安神、安眠

其实喝茶治失眠是有讲究的，早上喝和晚上喝作用各不相同。早上要喝普通的红茶，这确实是有兴奋作用的，目的是提神醒脑，这样白天精神足一些；

晚上要喝枸杞子茶，用枸杞子15克，加柏子仁15克或五味子10克开水冲泡，加盖焖5分钟即成枸杞子茶，其中五味子、柏子仁这两味药都是中医里经典的宁心安神、安眠镇静类药物。《本草纲目》记载，柏子仁具"养心气，润肾燥，安魂定魄，益智宁神"之效，五味子里的五味子甲素、丙素、醇乙，柏子仁里的柏子仁皂苷和柏子仁油均有确切的改善睡眠的功效。至于枸杞子，虽然没有直接的安眠作用，但它却是一味滋补中药，可以抗疲劳，加快体内代谢产物的清除。对于严女士这样长期失眠，因失恋导致一系列心理压力的疲惫状态正好适合。

我还告诉严女士，除了喝茶，最关键的是要保持心情放松、乐观。她正是因为失恋的心理打击才导致失眠，只有进行心理调节，过了失恋这道坎，想开了，失眠才能完全消除。

严女士回去后停了安定药，坚持用以上的偏方治疗了一段时间，果然每日晚上都睡得挺好。在业余时间，她经常参加活动，广交朋友，渐渐地走出了失恋的阴影，不喝茶也能睡得着、睡得香了。又过了一段时间，她找到了自己的白马王子，从此她的失眠就完全断根，一去不复返了！

68

常服人参、鱼油，远离抑郁症

症状：心情抑郁、抑郁症。

偏方：①人参3克，泡水饮用，每日2～3次。

②每周吃两次或两次以上的鱼类食物，或者一天吃一粒鱼油胶囊，每周吃两次或两次以上。

高中同学聚会的时候，大家都会抓住我问一些健康上的问题，每次都几乎成了一个义诊会。上次聚会，当年的校花偷偷把我拉到一边，说她现在是有苦难言。原来，她在外人看来一帆风顺，但实际上压力大得很，每日都担心年底时能否完成工作任务指标。另外，家庭生活也不如意，老公的脾气很大，两人在家里经常吵架斗嘴。她虽然在人前保持着笑容，但心情其实一直非常低落，有时候甚至情绪低落得很痛苦。最近去看心理医生，才得知自己得了抑郁症。医生给她开了些抗抑郁的药物，但她对药物很敏感，一吃，药物的副作用就显现出来了，只好停掉。

于是我就问她，有没有尝试过心理治疗手段。她说因为要约时间去找心理医生，还要面谈一个小时以上，一来她抽不出时间，二来她完全不习惯对陌生人讲出自己的私事，所以心里有些排斥。她希望我看看有没有什么方法能帮她。我想了一下，告诉她一个很简单的偏方：喝人参茶。人参的种类很多，如高丽参、野山参、西洋参、红参等，具体选哪一种不太重要，只要每次将人参切片，取3克左右泡热水饮用即可，每日服用2～3次。

校花说这个偏方倒是方便，市面上有专门的人参袋泡茶售卖，但是她不明白的是，人参明明是补品，怎么也可以拿来治疗抑郁呢？

其实人参治疗心情烦躁、抑郁等精神症状的功能，在古医书里早就有记载，如《神农本草经》里就记载人参能"主补五脏，安精神，定魂魄，止惊悸"。只是人参补益五脏的功能太过有名，光芒过于耀眼，掩盖了其他功效，让一般人完全忽略了人参还可以"安精神，定魂魄，止惊悸"。

现代医学研究证实了人参治疗抑郁的功效，并且明确起效的成分是人参所含有的人参皂苷，其治疗抑郁症的原理与抗抑郁药里的三环类抗抑郁药相似，能够降低大脑里引起抑郁感觉的神经物质含量，从而达到治疗效果。虽然用人参来治疗抑郁症的效果要比真正的抗抑郁药差一些，但常吃抗抑郁药总会有这样或那样的副作用，常喝人参茶呢，就安全得多了。而且现代研究还发现，人参皂苷对脑神经细胞有兴奋作用，对脑缺氧损伤的神经细胞有保护作用，还能促进神经细胞之间的传递，增强学习和记忆能力。既能抗抑郁，又能提神醒脑，像校花这样压力很大又整天用脑的情况，当然最适合不过。提醒一下，有些人吃红参、野山参可能会流鼻血，如果出现这种情况，换服西洋参就可以了。

其实防治抑郁症有很多方法，吃深海鱼油、吃鱼也可以防抑郁。保健药品里的鱼油是从鱼中提炼出来的，老年人坚持服用这种保健品，能降低心脑血管疾病的发生率，延年益寿。调查研究还发现，鱼油对抑郁症有不错的疗效，常吃鱼的人抑郁症发病率也明显低于没有吃鱼习惯的人群。每周只要吃鱼类食物或鱼油胶囊两次以上，就能减轻抑郁症状。

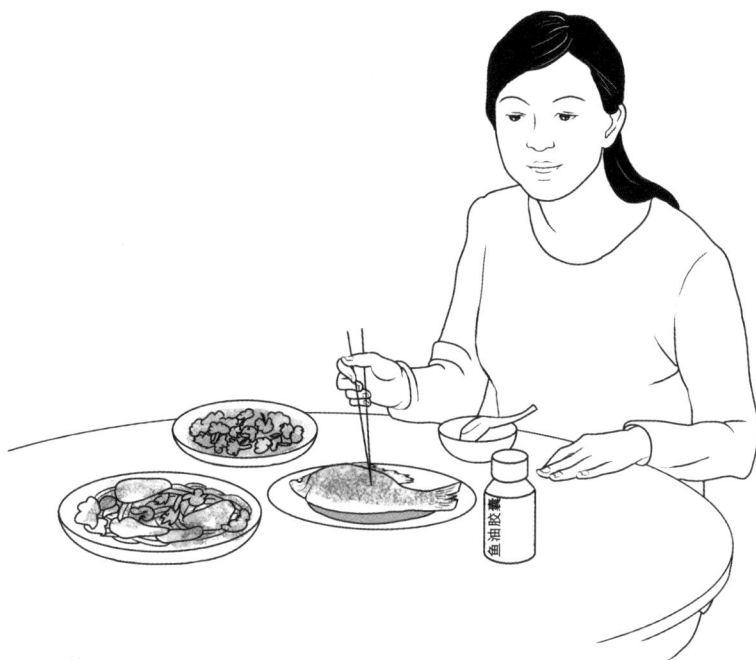

多吃鱼、鱼油，有助缓解抑郁心情

　　抑郁症不像其他病症，可以通过切断传染源、打预防针增加机体抵抗力等措施进行防治，但抑郁症也并非完全不能预防。各个年龄的躯体疾病，或酗酒、乱用药等不良生活方式，都可以导致抑郁发病。防止这些体因性的因素侵害人体，再配合吃鱼油泡参茶的偏方，加强心理免疫能力，能减少抑郁症的发生。

　　我一口气讲了一大通，校花越听越开心。她回去后，就吃鱼油、泡参茶，时不时还做点西洋参炖乌鸡、西洋参煲乳鸽、西洋参羊肉汤之类的喝喝。过了一段时间再见到她，发现她气色很好，人也开朗多了，她高兴地跟我说，现在差不多可以说是和抑郁症拜拜了。

69

摩鼻、洗鼻，预防经常性感冒

> **症状：**反复感冒。
>
> **偏方：**先按摩整个鼻子、鼻周，再配合盐水清洗鼻腔。洗鼻方法：倒
>
> 满一杯温热的清水，放一点盐，比例大概是2克盐（约莫2/3勺）
>
> 加温水100毫升，然后用以鼻吸气的方法来洗鼻。不过，2%浓度
>
> 的盐水属于高渗透压盐水，不宜长期使用，一般不超过2周。

感冒是常见病，治起来虽然不困难，但每个人都很关心如何降低感冒的发病率。

有位患者因为体质比较差，经常感冒，三天两头发烧头痛，于是专门向我请教预防感冒之道。我告诉他最好的办法就是增强身体的免疫力，增强免疫力不是吃补品，而是去运动，比如每日跑步。但这位患者说自己懒惯了，不爱跑步，刚退休时买的跑步机还放在家里，也没用上几天。

听他这么一说，我索性告诉他一个懒办法：摩鼻加洗鼻法。摩鼻，就是按摩鼻子以及鼻周。用食指和拇指先按着鼻梁的上端，以此为起点从上往下揉

搓，注意要搓到鼻翼的部位，反复揉搓，到局部发热为止。然后按鼻周，即用两根食指分别压住鼻唇沟，从上往下反复揉搓，到局部发热为止。最后用食指打横，紧挨着鼻孔，从左到右或从右到左反复揉搓，到局部发热为止。需要注意的是，在揉的时候食指一定要紧挨着鼻孔，这样嘴唇和鼻翼都可以揉到，一举两得。另外，如果患者担心手指会磨损皮肤的话，可把石蜡油或婴儿油之类的油性物质涂在手指上，以减少摩擦时的阻力。

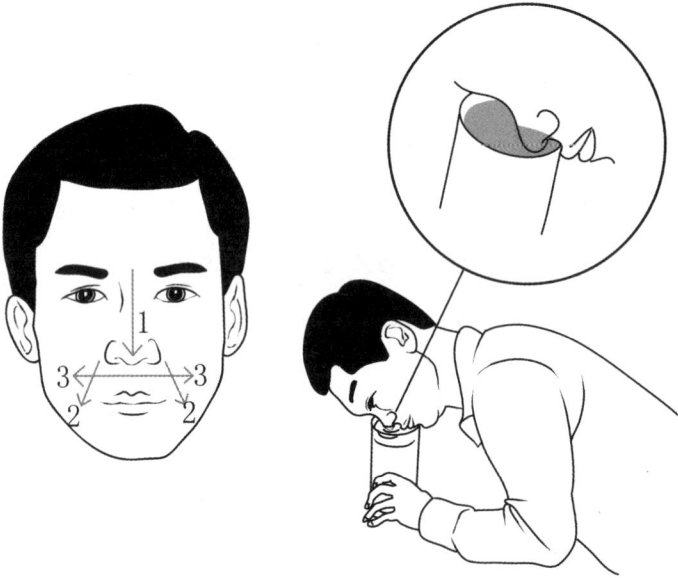

按顺序按摩鼻子以及鼻周，另外洗鼻时，浸没鼻孔即可

洗鼻是指用盐水来洗。先倒满一杯温热的清水，放一点盐，比例大概是1∶50。等盐溶化后把鼻子凑上去，让两个鼻孔浸泡在水里，然后吸气、呼气，来回冲洗鼻腔。需要注意的是，吸气的时候要注意控制力度，只需轻轻用力，

让盐水能泡住鼻孔就可以了，水蒸气会飘进鼻孔更深的地方。

摩鼻和洗鼻这两个方法结合起来使用，为什么能预防感冒？我们知道感冒病毒侵入人体，首先突破的防线就是鼻子，那里有黏液、鼻黏膜上的纤毛以及免疫细胞，作为防御系统的"三剑客"，它们发挥着重大作用。黏液是鼻涕的主要成分，能像胶水一样粘住病毒；纤毛，就像扫把一样，会不断地向鼻孔外摆动，把粘住病毒的黏液向鼻孔外扫出去；免疫细胞则能分泌抗体，直接杀灭病毒。说得形象点，病毒一迈进鼻子这道防线，一只脚被黏液粘住动弹不得，然后免疫细胞分泌的抗体就冲上来将它们轻松干掉，最后被纤毛扫地出门。

摩鼻加洗鼻法的目的就是保持并加强"三剑客"的防御功能：按摩鼻子，主要目的是增强鼻子的血液循环，让气血运行通畅，保证"三剑客"的营养供应。洗鼻的目的是通过用浓度为2%且有杀菌作用的盐水，冲进鼻腔，帮助免疫细胞杀菌抗敌；同时也可帮助纤毛尽快把病毒冲刷出来；而且通过洗鼻还给鼻子补充了水分，保证黏液能充足分泌。这样一来，预防普通感冒就是小菜一碟了。

这位患者学了我的方法高兴地回去了。半年后他告诉我，自从摩鼻和洗鼻后，以前两周感冒一次的频率已经大大降低了，三四个月都不会有一次了！

附 录

很老很老的老偏方·家庭疗法速查表

皮肤科老偏方		
疾病	偏方	索引
头皮屑	①将一个捣烂的洋葱头用纱布包好，用它揉擦头皮，24小时后用温水洗头，即可止头痒，去除头皮屑。②将生姜切片，放入锅里煮沸，待水温不烫的时候倒上适量醋，再用来洗头发	P3
痤疮	①准备1～2颗白果，去壳切开，晚上睡前用切面频搓温水清洗过的患部，一边搓一边削去用过的部分，换新鲜的切面继续搓。②将白果压碎，在70%的酒精里浸泡一周，然后过滤取其药液擦患部，每日2～3次	P6
脚气、脚臭	生姜2两，食盐1两，加水煮沸，倒入盆里后加陈醋2两，然后泡脚30分钟，每日一次。泡脚水温度控制在38℃～42℃为宜	P9
扁平疣	①将蒜瓣切成与疣的大小相同的薄片，用胶布将蒜片固定在疣上。每日早晚各更换1次，两周左右见效。②新鲜蒲公英适量，洗净后在疣上反复擦拭。每次5分钟左右，每日3次，一周为一个疗程。③适量的薏苡仁研末，用温开水调好后敷在患部，用胶布固定，每日使用1～2次，一般10～20天可愈	P12
花斑癣	①取艾叶、菊花各1两，在热水澡盆里泡5分钟左右，然后捞出用水洗浴即可。②新鲜黄瓜约200克，硼砂100克。黄瓜切片加入硼砂并置于容器中，搅拌均匀，放置3～4小时，滤出汁液，放到冰箱或阴凉处备用，清洗皮肤后，用消毒纱布蘸黄瓜汁涂擦汗斑	P14

皮肤科老偏方		
疾病	**偏方**	**索引**
疮疖	先在长疮疖的地方铺上一层脱脂棉，略大于炎症范围。将带壳的鲜鸡蛋洗干净后，用筷子在鸡蛋两端各打一个小孔，让蛋清流在脱脂棉上，等脱脂棉均匀吸饱蛋清后，再用胶布固定	P16
少白头	首乌10克、熟地10克、甘草5克，用开水浸泡当茶饮（1次药可连用2天），连服约半年，头发全部转黑。（首乌一般是指制首乌）	P19
老年斑	①100毫克维生素E每日一粒。不过需要注意的是，维生素E长期过量服用（每日量400～800毫克）会引起恶心、呕吐、眩晕、头痛、视力模糊、口角炎等症状。②鲜姜片10克，用200～300毫升开水浸泡5～10分钟，加入10～15克蜂蜜调匀当水喝，每日一次	P22

五官科老偏方		
疾病	**偏方**	**索引**
口臭	黄连5克，用约100毫升开水浸泡，加白糖20克，搅匀分两次饮服，早晚各一次。也可配合白萝卜汁饮用，连服两周以上	P27
牙痛	10克花椒，开水泡约5分钟，再加入1两白酒，待冷却后含漱。还要配合合谷穴按压法	P30
眼疲劳	静坐放松，双眼合闭，两手在胸前做十指对压和握拳伸掌动作，做上几遍；两手手指张开，互击指根和虎口；两手握拳轮流按压手心；大拇指依次按压其余四指，重复数遍	P33
流鼻血	紧捏住鼻梁上部硬骨两侧的凹陷处，向后上方按压。喝一口冰冻饮料，用力将冰冻饮料瓶紧贴于前额	P36

五官科老偏方		
疾病	**偏方**	**索引**
酒糟鼻	①黄连5克，用约100毫升开水浸泡，加白糖20克，搅匀以抵消黄连的苦味，分两次饮服，早晚各一次。②荸荠（俗称马蹄）切成两半，将切面紧贴鼻部来回涂擦。每晚涂擦一次，一个月为一疗程	P39
耳聋、耳鸣	鼓气法：用双手紧捏鼻孔，紧闭双唇，用力从鼻子里呼气，让双耳胀满且有嗡嗡响，坚持1～2秒后松开鼻孔并张嘴，反复练习	P42
口干	枸杞子30克，每晚临睡前徐徐嚼服	P45
红眼病	野菊花（新鲜的最佳）2两，开水泡5～10分钟，冷却后外用，擦洗眼睛10分钟以上，每日2～3次	P48
面瘫	用一支硬毛牙刷敲击面瘫一侧的肌肉，每日至少3次，每次敲击10分钟以上	P51
急慢性鼻窦炎	盐1～3克，温开水100毫升，调成一定浓度的盐水，用去掉针头的注射器抽取盐水，快速将盐水注入鼻腔，两鼻腔轮流反复冲洗即可	P53

内科老偏方		
疾病	**偏方**	**索引**
近视	看书、看电脑时戴300度的老花镜	P57
过敏性鼻炎	取1～2个干红辣椒，用开水泡10分钟，或文火煮10分钟，再用棉签蘸辣椒水，伸入两个鼻孔里涂抹。每日1次，7～10日为一疗程	P59
便秘	每日早、晚吃几块核桃仁，或闲时随意吃，一天吃的核桃总量建议在半两以内	P62
精神焦虑	龙眼10克，配冰糖适量，炖服；或将龙眼泡茶、煮粥、泡酒服用	P65

内科老偏方		
疾病	**偏方**	**索引**
偏头痛	干紫菜半两，鸡蛋2个，煮汤服用，每日1～2次。或常吃海苔（紫菜干）	P67
急性腹泻	米汤500毫升加精盐1.75克；或炒米（炒米粉或熟米粉）25克加精盐1.75克，再加水500毫升煮2～3分钟	P70
急慢性咽喉炎、急慢性扁桃体炎	①用棉签蘸浓度较高（4%～6%）的盐水，伸到咽喉部位轻点，让盐水浸润发炎的部位，或用浓盐水漱口。②新鲜土豆洗净切片，贴在发炎的咽喉部位，再用胶布固定。等土豆片干了以后再换新鲜的	P73
慢性乙肝，肝功能异常	甘草20克，泡水饮用	P76
高血压	每日饭后吃一根香蕉	P78
夏天容易产生疲倦感	每日吃一个橘子，或者喝一杯橘子汁，出汗特多时加量。另外，将橘子皮或陈皮泡茶配合饮用	P81
冠心病	1斤黑豆（或者黄豆）煮熟，配1公斤米醋腌制后，一日三餐当菜常吃	P83
哮喘	每日用盐水洗鼻至少一次，如果空气污浊，还应该加量	P86
睡觉时咳嗽	①喝蜂蜜，徐徐咽下。②口含生姜片。③吃烤橘子	P89
心悸，心慌	黄芪15克，开水冲泡后每日代茶饮用，一个月为一疗程	P92
消化道溃疡	新鲜大蒜一头，新鲜生辣椒（绿色，尖头）一个，一起捣成泥状，可以适量加点盐、酱油、香油调味，午饭和晚饭时进食	P94
类风湿性关节炎	每天喝一杯鲜木瓜榨成的汁，或者吃木瓜，需长期坚持。同时，可以减少药物用量	P97
缺铁性贫血	①蒲公英30克泡水饮用，每日3次。②三红汤：红枣7枚、红豆50克、花生红衣适量，三味共熬汤，每日1次	P100
肾结石	每天吃1粒钙片	P103

内科老偏方		
疾病	**偏方**	**索引**
老年性贫血	常喝猪肝汤或鸡肝汤，烹煮时放胡椒	P105
慢性胃炎	①取甘草10克，开水泡10分钟后，再加入蜂蜜约1两，搅拌后在饭前1小时喝下，每日3次。②蒲公英30克泡水服用，早、晚各一次	P108

外科老偏方		
疾病	**偏方**	**索引**
烫伤	先用冰水冲洗，或浸泡烫伤处30分钟，至疼痛感消失，然后用冰水30毫升加白糖50克配成浓糖浆，将糖浆轻轻涂抹于患部，保持湿润1～2小时	P113
腰椎退变、腰椎间盘突出、腰肌劳损引起的腰痛，慢性肩背疼痛	①双手拉单杠，双脚尖固定踏地，将腰部往前后均匀摆动，约20次；双手拉单杠，手臂用力把身子撑起来悬空，双脚离地，重复前面的摆腰动作，也做20次。②倒步行走	P116
小擦伤，小割伤	①先按常规清洁伤口，然后把鱼肝油丸剪破，把里边的油液倒在伤口上，令油液完全覆盖伤口。②用鸡蛋膜贴伤口，注意把鸡蛋膜中沾有蛋清的那一面贴在伤口上。③用大蒜膜贴伤口	P119
急性扭伤、挫伤	取适量新鲜仙人掌，刮去外皮及刺捣成糊状，再均匀涂于干净布块上，覆盖于损伤部位并固定包扎。每日涂抹2次	P121
足跟痛	①用足跟反复踩地面，力量由轻到重，频率由慢而快，踩脚的力量要以患者能忍受的疼痛为限。每日进行多次，坚持一个月。②热陈醋泡脚约30分钟，每日2次，连续一个月	P123

外科老偏方		
疾病	**偏方**	**索引**
手指关节炎	10个手指自然张开，交叉并相对插入手指缝中，反复做手指的屈伸活动，每次至少连做30下，直至手指感到发热为止	P126
腰椎间盘突出症	沙子2斤，干辣椒2两，花椒2两，生姜2两切片，粗盐半斤，一起炒热，放入布袋。将布袋放在患者腰部进行热敷。在热敷时，布袋的厚度以让人舒服为主，不可太烫。如果太热可多加一两层毛巾隔热，以防烫伤	P129

男科老偏方		
疾病	**偏方**	**索引**
血管性阳痿	丹参60克，红花15克，以白酒500克浸泡，每日饮1～2小杯	P135
早泄	准备一盆热度适中的温水和一盆凉水，患者裸露下半身坐在凳子上，进行阴茎按摩。步骤为：摩擦龟头，上下搓动，搓揉整条阴茎，拉伸阴囊。先用温水按摩3～5分钟，再换凉水操作3～5分钟。如此这般，每日一次，两周为一疗程	P137
慢性前列腺炎	①每天用1～2两的山楂泡水当茶常饮。②每天起床和睡前，先排空小便，然后平卧屈腿，放松小腹，搓热双手，右手平放在肚脐下方，左手压在右手上，按顺时针方向缓慢按摩	P140
少精症	每日吃1～2个生蚝，煎、烤、煮、炒皆可，一个月为一疗程	P143
老年人性功能下降	每日坚持饮一小杯白兰地。一次不宜超过100毫升，可以常温下净饮。但酒精对胃黏膜有一定刺激作用，有胃病史的人不宜过多饮用	P145
性功能下降	①练气功。②用热毛巾湿敷阴茎和睾丸，等阴茎勃起后，用毛巾卷住阴茎搓滚，到快有射精感觉时放下毛巾，做排尿和屏气缩肛的动作	P148

妇科老偏方		
疾病	**偏方**	**索引**
原发性痛经	①苹果400克，去皮，用刀切成月牙状。把苹果放入锅里，倒入红酒没过苹果，用中火炖煮15分钟后关火，让苹果在红酒中浸泡2个小时后即可食用。②来月经之前3天左右，取仰卧位，全身放松；将掌心置于神阙穴（肚脐）之上，靠腕关节带动掌指关节，产生柔和的震颤并作用于腹部，振动的频率要快。每次操作10~20分钟，每日1次	P155
外阴瘙痒、白带异常	苦参、大黄、蛇床子、地肤子、防风各30克，薄荷10克，先用冷水泡半小时，然后文火煎汤至剩余汤液约500毫升；冲洗下阴处、阴道处，尤其阴道深处应注意冲洗，坚持使用一周	P158
产后缺奶	维生素E，口服，每次200毫克，每日2~3次，连服5日	P160
妊娠呕吐	生姜切片含服或嚼服，也可以将生姜榨汁后喝生姜汁	P163
乳头皲裂	鸡蛋两三个，煮熟后剥壳，取蛋黄置于锅里，干锅加热翻炒，让蛋黄渐渐变焦变黑，最后渗出蛋黄油来，将蛋黄油外涂在乳头皲裂处，每日3~4次	P165
生活老偏方		
疾病	**偏方**	**索引**
打嗝	①用指甲一小块，点燃闻味，即止。②生八角100克，用两碗水煎至一碗，再加些蜂蜜煮沸，调好服用	P171
工作紧张引起的疲劳	取10~20克枸杞子，放入茶杯浸泡于温开水中，每日饮用	P174
肥胖症	取干桑叶5克，晚饭后用冷开水浸泡，待次日凌晨空腹服下。渣不要扔，再用冷开水浸泡，在三餐前当茶饮，傍晚再换新的	P176
晕动症	准备伤湿止痛膏1片，乘车或乘船前，先用温水洗干净肚脐周围的皮肤，然后将伤湿止痛膏贴于脐部	P178

生活老偏方		
疾病	**偏方**	**索引**
静脉炎	①取适量六神丸研磨，用酒或蜂蜜或醋调成糊状，然后均匀涂在静脉炎的患部，用纱布包好并固定。一般每日敷2次，每次敷4个小时。敷药后要定期往纱布上滴水，以保持湿度。②用土豆片或土豆泥外敷，2～4小时更换一次	P181
甲沟炎	①大黄焙干，研末，加醋调匀，患部清洗后敷用，每日或隔日更换，亦可采用大黄水直接浸泡的办法。②取新鲜凤仙花约100克捣烂，将捣烂的药物包敷在患指甲盖及甲沟周围	P184
高血压	杜仲叶、枸杞子泡茶，或者葛根煮粥服用。由于个体差异较大，具体剂量和频次要自行尝试调整	P187
免疫力低下	党参25克，香菇（鲜）50克，黄芪15克，鸡肉适量，加入葱、姜、料酒、盐等，一起清炖1个小时左右	P189
呼吸道感染疾病	将适量的苍术、艾叶加半斤左右的清水，放入电饭锅内浸泡30分钟，然后电饭锅通电，置于要消毒的房间里，关闭门窗，持续加热，让水汽熏蒸1小时即可	P192
醉酒	取葛花10克，用温水浸泡，再加入蜂蜜，饮酒时适量饮用	P194
失眠	早晚喝茶。早茶：上午10点前喝红茶。晚茶：枸杞子茶。取枸杞子15克、柏子仁15克（也可以用五味子10克代替）开水冲泡，加盖焖5分钟，每晚代茶饮用	P196
忧郁症	①人参3克，泡水饮用，每日2～3次。②每周吃两次或两次以上的鱼类食物，或者一天吃一粒鱼油胶囊，每周吃两次或两次以上	P199
经常性感冒	先按摩整个鼻子、鼻周，再配合盐水清洗鼻腔。洗鼻方法：倒满一杯温热的清水，放一点盐，比例大概是2克盐（约莫2/3勺）加温水100毫升，然后用以鼻吸气的方法来洗鼻。不过，2%浓度的盐水属于高渗透压盐水，不宜长期使用，一般不超过2周	P203

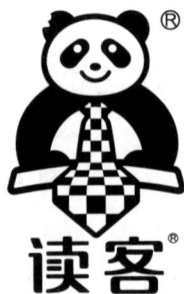

激发个人成长

　　多年以来，千千万万有经验的读者，都会定期查看熊猫君家的最新书目，挑选满足自己成长需求的新书。

　　读客图书以"激发个人成长"为使命，在以下三个方面为您精选优质图书：

1. 精神成长

熊猫君家精彩绝伦的小说文库和人文类图书，帮助你成为永远充满梦想、勇气和爱的人！

2. 知识结构成长

熊猫君家的历史类、社科类图书，帮助你了解从宇宙诞生、文明演变直至今日世界之形成的方方面面。

3. 工作技能成长

熊猫君家的经管类、家教类图书，指引你更好地工作、更有效率地生活，减少人生中的烦恼。

每一本读客图书都轻松好读，精彩绝伦，充满无穷阅读乐趣！

认准读客熊猫

读客所有图书，在书脊、腰封、封底和前后勒口都有"**读客熊猫**"标志。

两步帮你快速找到读客图书

1. 找读客熊猫

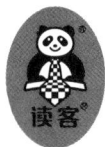

2. 找黑白格子

马上扫二维码，关注"**熊猫君**"

和千万读者一起成长吧！